Karin Hertzer

Nie wieder frieren

Die 50 besten Tipps

- Schnelle Hilfe gegen kalte Füße & Co.
- Extra: Rezepte für scharfe Gerichte und heiße Getränke

TRIAS

Bibbern, schlottern, zittern? Das muss nicht sein!

Für viele Frauen ist Frieren ein leidiger Umstand, der viel Zeit und Geld kostet – und manchmal obendrein die gute Laune trübt. Ich spreche da aus eigener Erfahrung, denn mir geht es wahrscheinlich wie den meisten anderen Schreibtischtätern: Wir frieren die eine Hälfte des Tages, und die andere Hälfte des Tages denken wir darüber nach, was wir tun können, um nicht mehr zu frieren. Und wenn es noch eine dritte Hälfte gäbe, würden wir endlich etwas dagegen tun.

Aber es soll ja auch Männer geben, die mit Socken ins Bett gehen. Nur geben das die wenigsten offen zu, und schon gar nicht in Gesellschaft von anderen Herrschaften. Statt »ich friere« sagen sie »ziemlich frisch heute« oder »es ist wirklich saukalt«, denn Worte wie Bibbern, Schlottern und Zittern könnten sie als Warmduscher entlarven.

Fest steht: Mindestens die Hälfte der Menschheit hat im Herbst, Winter und Frühling – und manchmal leider auch im Sommerurlaub – mit dem Frieren zu kämpfen. Doch leider nehmen nur wenige Ärzte das Thema richtig ernst. Da es bislang auch nur wenig medizinische Fachliteratur dazu gibt, habe ich drei Jahre lang Material aus den naheliegenden Fachgebieten wie Schulmedizin, Naturheilkunde, Ernährung, Pharmakologie, Sport und Psychologie gesammelt.

Doch damit nicht genug, denn das Frieren hat ja auch mit Materialkunde, Kleidungsphysiologie und Meteorologie zu tun. Hinzu kommen Erfindungen, die Feuer, Strom und chemische Reaktionen nutzen. Auch ein Blick in die Geschichte und in andere Kulturen ist spannend. Dabei stellt sich heraus, dass die Menschen schon immer erfinderisch waren, um in Wallungen zu kommen.

Wahrscheinlich bin ich jetzt die einzige Medizinjournalistin in Deutschland, die sich bestens mit den Beschwerden, Ursachen und Therapiemöglichkeiten beim Frieren auskennt. Und so kommt es auch, dass ich augenzwinkernd fordere: »Das Frieren sollte als Krankheit anerkannt werden!«

Im vorliegenden Buch beschreibe ich allerlei Symptome, zig Ursachen und x Therapien dieser Krankheit und erkläre, was es mit der Gänsehaut, dem Zähneklappern und dem Zittern auf sich hat und warum kalte Hände und Füße lebensnotwendig sind.

Vor allem aber habe ich die 50 wichtigsten Tipps für Sie zusammengestellt: Wenn Sie viel frieren, sollten Sie sich von außen wärmen – mit geeigneter Garderobe, warmer Luft, warmem Wasser und Massagen, aber auch mit gezielten Kältereizen. Zugleich können Sie Ihrem Körper von innen kräftig einheizen – mit wärmenden Lebensmitteln, scharfen Gewürzen und lang gekochten Speisen. Außerdem sollten Sie sich so viel wie möglich bewegen. Was außerdem noch hilft, sind spezielle Entspannungsübungen. Und nicht zu vergessen: Auch die Psyche spielt mit, wenn es um das Kälteempfinden geht.

Mein heißer Tipp: Machen Sie es sich mit einer Wolldecke und einer Wärmflasche auf der Couch gemütlich und lesen Sie dieses Buch. 50 Tipps gegen das lästige Frieren – Sie müssen sie nur noch ausprobieren!

Mit sonnigen Grüßen
Ihre Karin Hertzer

Von außen wärmen

Vor Jahrmillionen verloren wir Menschen unser Fell. Deshalb ist es kein Wunder, dass wir heutzutage oft frieren. Im Schatten, in der Nacht und im Winter – vor allem in den Regionen nahe des Nord- und Südpols, aber auch bei uns in Mitteleuropa, wenn es arg windet und regnet. Kurzum: Um nicht mehr so viel frieren zu müssen, sollten Sie gut überlegen, wie Sie die verlorengegangene Ganzkörper-Haarpracht durch warme Kleidung ersetzen können. Was auch hilft, sind warme Gegenstände, warme Luft und warmes Wasser. Lassen Sie sich von den folgenden Tipps inspirieren.

1 Im Zwiebel-Look auf Shopping-Tour

Nehmen Sie sich ein Beispiel an Ötzi, dessen Leiche mehr als 5300 Jahre lang in einem Gletscher der Ötztaler Alpen gelegen ist – bekleidet mit mehreren Schichten. Sein Zwiebel-Look bestand aus Lederschurz, Lederhemd, Leggins und Armlingen, dazu trug er eine Mütze, Schuhe, Gamaschen und einen Mantel aus Fell. Die oberste Schicht bestand aus einem Grasmantel, der zwar etwas Wärme spendete, Wind und Feuchtigkeit aber ungehindert durchließ.

Das Zwiebelschalen-Prinzip empfiehlt sich auch heutzutage – vor allem zum Spazierengehen, Wandern und Joggen, weil Sie sich dann entsprechend Ihrer körperlichen Anstrengung schichtweise an- und ausziehen können.

Auch für Shopping-Touren eignet sich das Übereinander von Klamotten: Draußen mümmeln Sie sich in alles ein, was Sie dabei haben. Drinnen tragen Sie dann die allzu warmen Schichten über dem Arm oder in der Tasche.

Wichtig: Damit Sie nicht wie eine Mumie auf Reisen aussehen, sollten Sie leuchtende Farben wählen oder zumindest auf ein paar Farbtupfer im grauen Wintereinerlei achten.

Wussten Sie schon?

Die meisten Frauen frieren schneller und länger als Männer – und das hat auch seine guten Gründe:

- Frauen haben eine dünnere Haut als Männer. Dadurch geht die innere Wärme schneller verloren.
- Frauen sind mit weniger Muskeln ausgestattet als Männer. Muckis können aber Wärme produzieren und speichern.

- Frauen verbrennen weniger Kalorien als Männer. Sie halten den Stoffwechsel auch ohne viel Hitze auf Trab.
- Bei Frauen konzentriert sich das Fett auf wenige Stellen wie Po, Oberschenkel, Hüften und Busen. Bei Männern ist die Schutzschicht gleichmäßiger über den ganzen Körper verteilt.
- Frauen sind meist kleiner als Männer und haben weniger Muskeln, jedoch mehr Fett. So ergibt sich ein ungünstiges Verhältnis von Oberfläche zu Volumen – und die Wärme strahlt schneller ab.
- Frauen werden von der Natur als potenzielle Mütter angesehen. Damit die Fortpflanzung funktionieren kann, muss der Unterleib auch bei Kälte warm bleiben. Die Hitze wird deshalb von Händen und Füßen abgezogen.
- Frauen haben laut chinesischer Medizin konstitutionell mehr Yin als Yang, wobei die Yin-Energie als kühlend und erfrischend gilt. Methoden, um das Yang zu stärken, helfen gegen das Frieren.

Heißer Tipp für Schreibtischtäter

Wenn Sie am Computer arbeiten, liegen die nackten Handgelenke meist auf der kalten Tischplatte auf. Stricken Sie aus plüschiger Poly-Wolle mit Nadelstärke 5 ein Rechteck aus 30 Maschen und 20 Reihen und nähen Sie die Stücke am kurzen Ende zusammen. Pulswärmer eignen sich auch zum Gassigehen und Klavierspielen.

2 Erwärmen Sie sich für Naturmaterialien!

Ziehen Sie sich das sprichwörtliche Fell bis über beide Ohren und wählen Sie Kleidungsstücke aus Fell, Wolle und Daunen.

Fell: Einlegesohlen, gefütterte Winterstiefel, Hausschuhe, Westen, Jacken, Mäntel, Handschuhe und Mützen, Fußsack für das Home-Office.

Extratipp: Fragen Sie in einem gut sortierten Bioladen nach einem Schal mit nach außen gekehrten langen Schafshaaren; gibt's in Schwarz, Weiß, Petrolgrün und Weinrot.

Wolle: Mütze, Schal, Stola, Pulswärmer, Handschuhe, Pullover, Strickjacke, Weste, Socken.

Extratipps von Fans des Care-Pakets »Nie wieder frieren«: Monika Stolba empfiehlt traditionelle Zürdelsocken, in die ungesponnene Wolle von Coburger Fuchsschafen eingestrickt ist; mit einer Leder- oder Filzsohle versehen, werden sie zu mollig-warmen Hausschuhen. Michaela Müller entdeckte im Sportfachgeschäft farbige Unterhemden aus dünner Wolle, die richtig fesch aussehen.

Daunen: Bettpuschen aus dem Outdoor-Laden, Westen, Jacken, Mäntel.

Extratipp: Daunenjacken sollten einen Federanteil von 10 bis 20 Prozent haben, um die Daunen zu stabilisieren. Die beste Kälteisolierung bietet eine Bauschkraft ab 650 $inches^3$. Daunenjacken wärmen besonders gut, wenn das Außenmaterial wind- und wasserdicht ist und die Kammern im Ober- und Untermaterial versetzt angeordnet sind.

Heißer Tipp aus Sibirien

Können Sie sich vorstellen, wie sich minus 42 °C anfühlen? Tom Ockers bibberte im Januar 2001 in Omsk bei solch eiskalten Temperaturen und freute sich, als er Fellmützen mit herunterklappbaren Ohrenschützern (Schapka) und Filzstiefel aus Ziegenwolle (Walenki) entdeckte.

3 Hier gibt's Geistesblitze für kalte Füße

Frostbeulen können sich über viele Erfindungen freuen – beispielsweise über ganz besondere »Zutaten«, die den Materialien für Kleidungsstücke beigemischt werden:

Leinsamen in Pantoffeln: Die Fleece-Puschen in den Backofen oder auf die Heizung legen; schneller geht es in der Mikrowelle mit nur 90 Sekunden. Die angewärmten Schuhe geben bis zu zwei Stunden lang Wärme ab. Sie enthalten zudem Lavendel, die Wirkstoffe entspannen und beruhigen.

Zimt in Einlegesohlen: Für den Winter bieten gut sortierte Bioläden und Internetshops spezielle Einlegesohlen an, die mit Zimt gefüllt sind. Das Gewürz regt die Durchblutung der Fußsohlen an und verströmt beim Ausziehen der Schuhe einen angenehmen Duft.

Chilis in den Socken: Der japanische Journalist Toru Kumagai fuhr als Junge immer mit dem Rad in die Schule. Im Winter war es in Tokio manchmal so kalt, dass seine Mutter getrocknete Chilischoten in die Socken ihres Sohnes steckte. Der Effekt war beeindruckend: Der scharfe Wirkstoff Capsaicin wärmte zwar die Füße des Jungen, aber die Socken bekamen Löcher an den Stellen, wo die Chilis Kontakt hatten. Also besser nicht nachahmen!

Wussten Sie schon?

Wenn es kalt ist, versucht der Körper, in vier Schritten eigene Wärme zu produzieren:

- Die Gefäße in der Haut ziehen sich zusammen, und es fließt weniger warmes Blut durch Hände und Füße. Die Schweißdrüsen stellen ihre Arbeit ein, damit die Haut nicht allzu stark auskühlt.
- Wir bekommen eine Gänsehaut. In Urzeiten hätte sich unser Fell aufgestellt und uns gewärmt. Heutzutage kühlt eine Gänsehaut, weil sich dadurch die Hautoberfläche vergrößert und mehr Wärme nach außen abfließen kann.
- Beim Zähneklappern bekommen die Muskeln im Gesicht ein Eigenleben – helfen tut's aber nicht sonderlich viel.
- Wir beginnen zu zittern. 600 Muskeln ziehen sich unwillkürlich zusammen und erzeugen Wärme. Das klappt tatsächlich.

Wörterbuch für Touristen

Ich habe eine Gänsehaut.
I've got goosepimples. (englisch)
Ho la pelle d'oca. (spanisch)
Tengo carne de gallina. (italienisch)
J'ai la chair de poule. (französisch)

4 Akkus machen's möglich – beheizbare Kleidung

Wer ständig aktiv ist und unter Strom steht, klagt nur selten übers Frieren. Ganz anders ergeht es all denen, die sich wenig bewegen und viel sitzen. Nur gut, dass findige Tüftler wie Christoph Müller aus Apolda beheizbare Unterwäsche für Frostbeulen entwickelt haben – der Akku hat 12 Volt und erzeugt 2 bis 7 Watt, die Heizleistung hält 2,5 bis 5,5 Stunden an.

Die **Unterwäsche** besteht aus Wolle, Baumwolle oder einer Modal-Polyamid-Mischung. In der Nierengegend befindet sich ein breiter Streifen aus versilbertem Garn. Das wärmende Edelmetall ist über dünne Kabel mit einem kleinen Controller verbunden, den Sie in einer Tasche am Hemd oder in der Hosentasche tragen können. Außer Achselhemden sowie kurz- und langärmeligen T-Shirts gibt es lange Unterhosen, die silbernen Streifen liegen auf der Vorderseite des Beins und reichen bis zum Spann hinunter.

Selbst **Büstenhalter** lassen sich beheizen, indem Sie zwei Gelpackungen in heißem Wasser oder in der Mikrowelle erwärmen und in den BH einlegen. Ein weißer Plüschbüstenhalter schaffte es 2005 bis nach Tokio, eine deutsche Unterwäschefirma präsentierte ihn im Rahmen der japanischen Kampagne »Warm Biz«. Die Aufgabe war, durch Erfindungen Heizkosten zu sparen und zum Klimaschutz beizutragen. In Serie ging diese auffällige BH-Mode jedoch nicht.

Handschuhe sind vor allem für solche Menschen wichtig, die ihre Hände nicht viel bewegen. Für Skifahrer und Motorradfans gibt es beheizbare Handschuhe, der Akku steckt in der Jackentasche und ist über ein Kabel verbunden. Modelle mit eingebauten Sensoren »erkennen«, wann die eingestellte Wohlfühltemperatur unterschritten ist, und starten dann das Heizsystem. Für Motorradfahrer gibt es sogar Handschuhe, bei denen sich jeder Finger einzeln beheizen lässt.

Westen aus Fleece wärmen an sich schon recht gut. Mit einer beheizten Wärmezone im Nierenbereich eignen sie sich sogar für Menschen, die einer extremen Kälte ausgesetzt sind. Die Heizzellen aus einem speziellen Kunststoffmaterial erwärmen sich innerhalb von vier Minuten auf 38 °C – ein Traum für alle fröstelnden Motorrad-, Skifahrer und Gleitschirmflieger.

Einlegesohlen lassen sich über einen Akku beheizen, den Sie am oberen Rand der Schuhe befestigen. Den Test in der Kältekammer haben die Sohlen bestanden: Bei minus 10 °C waren die Füße mit Schuhheizung wärmer als 20 °C, ohne kamen sie nur auf 8 °C.

Heißer Tipp für nasskalte Schuhe

Pfiffige Erfinder haben eine Art Föhn für feuchte Stiefel und Handschuhe erfunden. Das Gerät bläst warme Luft in den Innenraum. Ideal, um in den Pausen von Schneeballschlachten Ihre Schuhe zu trocknen.

Wussten Sie schon?

Wenn die Gefahr besteht, dass wir erfrieren, reagiert unser Organismus mit einem Notfallplan: Der Körper zieht die Hitze nach innen ab, um die wichtigsten Organe zu schützen. Eiskalte Hände und Füße gehören also zum Überlebensmechanismus.

5 So fühlen Sie sich warm und weich gebettet

Haben Sie schon mal auf einer Luftmatratze geschlafen? Mal abgesehen davon, dass Sie sich durch ein Malheur schnell auf dem harten Fußboden wiederfinden können, zeigt sich: Luft ist ein schlechter Wärmeleiter, deshalb verpufft die Körperwärme durch die Auflage, und die Bodenkälte zieht Ihnen von unten ins Kreuz. Besser sind Isomatten aus Polyethylenschaum oder Matten, die sich beim Entrollen von selbst aufblasen. Beim Zelten in Eis & Schnee sollten Sie die notwendige Restluft mit einer Pumpe auffüllen. Wenn Sie mit dem Mund ins Ventil blasen, könnte das Kondenswasser der Atemluft dort oder in der Matte gefrieren.

Wussten Sie schon?

Wer mit kalten Füßen ins Bett geht, kann meist schlecht einschlafen. Der naheliegende Grund: Eisfüße fühlen sich unangenehm an, und alles Unangenehme hält uns wach. Die Schlafforscherin Dr. Barbara Knab erklärt, dass es aber auch einen fast paradoxen Grund gibt: Einschlafen können wir nämlich nur dann leicht, wenn die Körperkerntemperatur um ein knappes °C sinkt – und die Wärme aus dem Körperinneren muss auch über Hände und Füße entweichen. Dieser Mechanismus funktioniert aber nicht bei eiskalten Füßen im Bett. Die Blutgefäße sind dann nämlich dort so eng, dass zu wenig Blut ankommt, das die Wärme nach außen abgeben könnte. Ähnliches passiert zum Beispiel im Hochsommer: Wir können nicht einschlafen, wenn es unter der Bettdecke wärmer als 32 °C ist – doch davon können richtige Frostbeulen meist sowieso nur träumen.

Heiße Tipps zum Einschlafen

Was Babys und Kleinkinder wärmt, erfreut auch fröstelnde Erwachsene: Legen Sie ein Schaffell ins Bett. Das Stück braucht nur so groß zu sein, dass Rücken und Gesäß darauf liegen können. Der Trick von Lena Köster: Sie legt sich auf den Bauch und streckt ihre Arme und Hände flach unter ihrem Körper aus – nach wenigen Minuten strömt die Wärme durch den ganzen Körper. Wenn Sie ständig kalte Füße im Bett haben, empfiehlt Anja Wehling, doch einmal testen zu lassen, ob vielleicht eine Wasserader quer durchs Schlafzimmer läuft.

6 Wärmflaschen – ein Segen für alle Frostbeulen!

Mit heißen Steinen im Bett fing alles an: Großmutter legte den Ziegelstein erst in den Kamin oder in den Ofen und dann unter das dicke Plumeau ins Bett. Wenn es Zeit zum Schlafengehen war, strömte das Linnen eine wohlige Wärme aus.

Bettsteine sind jetzt zwar etwas aus der Mode gekommen, eine Renaissance haben aber die Wärmflaschen erlebt – wenn sie denn jemals komplett aus den Haushalten verschwunden waren. Die Modelle aus Metall gibt es noch immer auf dem Flohmarkt zu kaufen. Dabei empfiehlt es sich aber, sie vor dem Schlafen aus dem Bett zu nehmen, denn selbst ein darumgewickeltes Tuch kann nicht vor einer eventuellen Verbrennung schützen.

Mit heißem Wasser gefüllte **Wärmflaschen** sind das Nonplusultra für alle Frauen, die viel frieren. Ob auf dem Schoß oder im Fußraum des Bettes – sie strömen mehrere Stunden lang eine wohlige Wärme aus. Damit der Gummi nicht unangenehm heiß auf der Haut liegt, sollten Sie sich einen Überzug aus flauschigem Stoff nähen oder stricken. Füllen Sie die Wärmflasche nicht ganz voll, drücken Sie die Restluft heraus und drehen Sie dann erst den Verschluss ganz zu. Prüfen Sie immer wieder mal, ob noch alles dicht ist.
Extratipp: Packen Sie auch für den Urlaub eine Wärmflasche ein, heißes Wasser gibt es Sie fast überall.
Körnerkissen und **Gel-Wärmflaschen** sind eine gute Alternative zum Heißwasser-Modell. Das Innenleben erhitzen Sie in der Mikrowelle. Stoffsäcke, die mit Kirschkernen oder Weizenkörnern befüllt sind, können Sie

Heiße Tipps für kalte Kirchen

Pfarrer weilen zwar oft in schönen und alten Kirchen, doch im Winter ist Hochwürden schnell bis auf die Knochen durchgefroren. Martin Sandler hatte ein Einsehen und empfiehlt, nicht der Kirche, sondern dem Pfarrer einzuheizen. Der innovative Diplom-Ingenieur suchte lange nach einem Stoff, der die Körperwärme – wie eine Rettungsdecke – reflektiert. Das Ergebnis sind 600 Gramm schwere Gewänder, die bis zu 70 Prozent der vom Menschen erzeugten Wärme zurückhalten. Die Stoffe eignen sich auch für die Thermobekleidung von Ministranten, Organisten und Rollstuhlfahrern.

auch im Backofen, auf der Heizung oder im Kachelofen aufwärmen.

Bi-Wärmer: Albert Schätzl erfand eine spezielle Wärmflasche, die Sie mit Hilfe eines Gurts am Körper befestigen können. In dem braunen Plüschüberzug steckt ein Innenleben aus Gel oder Dinkel, das Ganze sieht aus wie ein großer, flacher Knochen. Sie können sich den sogenannten Bi-Wärmer um den Hals, die Schulter oder die Hüfte legen. Besonders apart wirkt es, wenn Sie den dünnen Mittelteil am Schritt tragen und so Bauch und Rücken zugleich wärmen. Das patentierte Stück gewann 2007 eine Silbermedaille bei der internationalen Erfindermesse in Nürnberg.

7 Wasserbetten haben viele Liebhaberinnen

Eine Wärmflasche ins Bett zu legen ist eine Sache. Auf einer großen Wärmflasche zu schlafen – sprich in einem Wasserbett – verspricht noch ganz andere Wonnen. Dabei wärmt eine Heizmatte, die unter der Wassermatratze und der Sicherheitswanne liegt, das Wasser auf 27 bis 29 °C auf. Bei welcher Temperatur Sie sich am wohlsten fühlen, hängt von Ihrem Körpergewicht und Ihren Schlafgewohnheiten ab. Für Paare gibt es individuell einstellbare Dualwassermatratzen.

Wichtig: Sie müssen das Wasserbett auch im Sommer heizen, weil sich das Wasser im Laufe von zwei Tagen empfindlich abkühlt. Die Temperatur sollte nicht unter 25 °C liegen.

8 Für ein paar warme Gedanken am Schreibtisch

Heutzutage sind viele Computer und Notebooks mit USB-Anschlüssen ausgestattet. Die Buchstaben stehen für Universal Serial Bus, gemeint ist damit eine Verbindungsmöglichkeit zwischen dem Computer und externen Geräten. Dass solch eine kleine USB-Buchse auch zum Anschließen von wärmenden Geräten taugt, ist ein Segen für Menschen, die viel Zeit am Schreibtisch verbringen.

Im Angebot sind Fußwärmer, Wärmedecken und metallene Warmhalteplatten für die Kaffeetasse oder den Teebecher. Es gibt auch eine beheizte Maus und eine spezielle Tastatur. Die Geräte können sich auf 37 bis 45 °C erwärmen.

Ohne Strom geht's aber auch: Legen Sie ein großes Stück Filz vor die Tastatur, damit die Unterarme nicht so schnell auskühlen. Auch ein Mousepad mit Stoffüberzug leistet gute Dienste.

Heißer Tipp für Autofahrer

Ähnlich wie USB-Geräte funktionieren Heizdecken und nachträglich eingebaute Sitzheizungen, die Sie über den Zigarettenanzünder Ihres Autos anschließen.

Wichtig: Achten Sie vor allem bei preiswerten Sitzauflagen aus dem Baumarkt auf die Sicherheitsbedingungen, denn bei falscher Anwendung könnte es zu einem Schmorbrand kommen.

9 Ein warmer Händedruck hat doch was!

Wenn Sie im Winter lange draußen warten müssen, werden die Finger meist schnell kalt. Hier können Handwärmer Abhilfe schaffen, die Sie am besten immer in der Manteltasche dabei haben. Bei den Modellen, die mit Gel gefüllt sind, müssen Sie ein innen schwimmendes Metallplättchen knicken. Dadurch kommt eine chemische Reaktion in Gang, bei der das Gel kristallisiert und gleichzeitig Wärme freisetzt.

Um einen Taschenofen in Gang zu bringen, zünden Sie einen kleinen Kohlestab an einem Ende an, legen ihn auf das dicke Futter in einer Metalldose und schließen den kleinen Behälter. Andere Modelle sind mit Benzin gefüllt.

Heißer Tipp für Eisköniginnen

Wer schon mal auf einem Schloss übernachtet hat, kann nachfühlen, warum sich Königinnen früher nicht nur einen König, sondern auch ein Schoßhündchen zugelegt haben. Beliebt waren die Rassen Chihuahua, Shih-Tzu, Malteser, Havaneser, Pekinese und Mops. Von Nackthunden wie dem Xoloitzcuintle schwärmten bereits die präkolumbischen Indianer Mexikos; eine Alternative wäre auch eine Nacktkatze wie die Sphinx.

Der Nachteil für die haarlosen Tiere ist leider, dass sie selbst oft frieren und im Sommer schnell einen Sonnenbrand bekommen.

10 Eine Wohltat für kalte Hände und Füße

Handmassage: Die linke Hand vom Handgelenk bis zu den Fingerspitzen ausstreichen. Mit rotierenden Bewegungen den rechten Daumen in die Innenfläche der linken Hand drücken und auf der Stelle kreisen. Vorsichtig jeden Finger einzeln vom Ansatz bis zur Fingerkuppe kneten. Die Knöchel nicht zu stark drücken. Die Hand ausstreichen, dann die Seite wechseln.
Für die **Fußmassage** brauchen Sie die Socken nicht auszuziehen. Die Oberseite des rechten Fußes zwischen den Sehnen ausstreichen. Die benachbarten Zehen seitlich auseinanderziehen. Mit kreisenden Bewegungen beider Daumen die Unterseite des rechten Fußes massieren, und zwar von der Ferse bis zu den Zehen und wieder zurück. Alle Zehen einzeln durchkneten, etwas in die Länge ziehen und zum Abschluss spreizen. Seite wechseln.

> Wenn ich kalte Hände habe, presse ich die Fingerspitzen leicht aneinander. Nach einer Weile sind sie wieder warm.
> *Jutta Holz*

11 Mit Bürsten und Schwämmen massieren

Die Haut können Sie nicht nur mit den Händen, sondern auch mit einer Bürste, einem Sisalschwamm, einem Igelball oder einem Massageroller zur besseren Durchblutung anregen.

Probieren Sie es mal mit einer Bürstenmassage, bei der Sie die Haut mit kreisenden Bewegungen immer zum Herzen hin ausstreichen. Das regt den Kreislauf an und reguliert den Blutdruck.

Erst außen, dann innen: Bürsten Sie in kleinen Kreisen die Außenseite des rechten Fußes und gehen Sie dann auf der Außenseite des rechten Beins bis zum Oberschenkel hinauf. Danach ist die Innenseite vom Fuß bis zum Oberschenkel dran. Diese Reihenfolge halten Sie auch für den rechten Arm ein: von der Hand massieren Sie über den Unterarm zum Oberarm. Anschließend ist die linke Körperseite in der gleichen Reihenfolge an der Reihe.

Bauch und Gesäß bürsten Sie kreisförmig im Uhrzeigersinn. Für die Rückenmassage müssten Sie Ihren Partner um Hilfe bitten.

Im warmen Badewasser: Beine und Arme können Sie auch in der Badewanne bürsten. Nach 15 Minuten im warmen Wasser ist Ihre Haut bestens durchblutet.

Heiße Tipps für Schreibtischtäter

So wappnen Sie sich gegen das Frieren:

1. Reiben Sie Ihre Füße morgens mit einer Creme ein, die die Durchblutung fördert.
2. Stellen Sie im Sitzen Ihre Füße so oft wie möglich nebeneinander. Das Übereinanderschlagen der Beine stört die Durchblutung.
3. Massieren Sie in der Mittagspause Ihre Füße oder gönnen Sie sich eine Fangopackung mit anschließender Ganzkörpermassage.

12 Gehen Sie einmal pro Woche in die Sauna!

Wer regelmäßig in die Sauna geht, stärkt das Immunsystem. Die Überwärmung trainiert die Blutgefäße und trägt dazu bei, dass sich der Körper besser an wechselnde Temperaturen anpassen kann. Das »künstliche Fieber« kurbelt den Kreislauf an, Bindegewebe und Muskeln werden elastischer.

In der **finnischen Sauna** schwitzen Sie bei 60 bis 90 °C – je nachdem, auf welche Stufe Sie sich setzen (weiter oben wird's heißer). Nach etwa zwölf Minuten sollten Sie mindestens eine halbe Stunde pausieren, danach können Sie zwei weitere Gänge à 15 Minuten einlegen. Kalte Tauchbäder stoppen den Nachschwitzeffekt. Im Laconium herrschen 55 °C, die Luftfeuchtigkeit ist gering. Das Tepidarium bringt es »nur« auf 30 bis 40 °C; auf den warmen Kachelliegen können Sie sich zwischen den Saunagängen ausruhen.

Im **Dampfbad** schlägt Ihnen eine schwüle Wärme entgegen. Bei 45 °C und hoher Luftfeuchtigkeit lockern sich die Muskeln, was nach dem Sport besonders guttut. Das feuchtwarme Caldarium bringt es auf 38 bis 45 °C; Kräuterdämpfe reinigen Haut und Atemwege.

Als **Sanarium** bezeichnet man die Mischform aus Sauna und Dampfbad, die auf 60 °C und 40 bis 45 Prozent Luftfeuchtigkeit ausgelegt ist. Danach duschen Sie sich mit lauwarmem Wasser ab.

Das **Hamam** ist die orientalische Variante, bei der Sie auf einem Marmorblock sitzen oder liegen und milde 45 °C genießen. Nach 20 bis 30 Minuten in der feuchten Wärme können Sie sich eine Massage beim Tellak, dem Bademeister, gönnen. Er reinigt die Haut mit einem

Handschuh und einer schaumigen Olivenseife – und zwischendurch gibt's gratis noch ein paar kalte Güsse dazu.

Im **Rasulbad** herrschen 40 bis 45 °C und eine Luftfeuchtigkeit von 80 Prozent. Bevor Sie in der arabischen Kräuterdampfsauna schwitzen, reiben Sie den Körper mit verschieden stark gekörnter Heilerde ein. Nach der warmen Dusche freut sich die Haut darüber, wenn Sie sie mit einem pflegenden Öl eincremen.

> Kälte ist nicht gut für meine Stimme – aber überall lauern Klimaanlagen. Ich sage dann: »Bitte warm machen!« Das kann ich inzwischen auf Englisch, Deutsch, Spanisch, Französisch, Russisch und sogar Japanisch.
>
> *Lucia Aliberti, italienische Opernsängerin*

Banja heißt die russische Dampfsauna, die Temperaturen zwischen 60 und 80 °C erreicht. Regelmäßige Aufgüsse auf heiße Steine erhöhen die Luftfeuchtigkeit. Die Schwitzenden tauchen Bündel aus Birkenreisig ins Wasser und klopfen sich gegenseitig den Rücken ab (Quästen). Das regt den Kreislauf an.

Ein-Personen-Sauna: Wenn Sie allein schwitzen wollen, können Sie sich eine in Japan entwickelte Ein-Personen-Sauna gönnen. Dafür setzen Sie sich auf einen Sessel, durch dessen Sitzfläche Kräuterdämpfe strömen. Sie umhüllen sich mit einem speziellen Cape, die Luft entweicht dann aus der Halskrause. Bei einem anderen Modell sitzen Sie auf einem Hocker. Von unten strömen Beifußdämpfe in den Umhang und erwärmen Ihren Allerwertesten.

13 Meiden Sie Zugluft, Klimaanlagen und Kühlregale!

Schlecht abgedichtete Fenster und Türen können Sie oben und an den Seiten mit Gummistreifen abdichten. Eine dicke Gardine leistet ebenfalls gute Dienste. An die Unterkante von Türen können Sie ein Band mit dichten Borsten kleben.

Das **Zuglufttier** ist eine längliche Rolle, die – mit Kopf, Pfoten und Schwanz versehen – wie eine Katze oder ein Hund aussieht. Wer es schlichter mag, nimmt stattdessen eine zusammengerollte Decke.

Büros sollten nie kälter als 20 °C sein, sonst melden sich nach einer Weile nicht nur die kalten Füße, sondern Sie bekommen auch Konzentrationsprobleme.

Klimaanlagen: Eisgekühlte Hotelzimmer im Hochsommer sind besonders unangenehm.

Lösung A: Klimaanlage ausschalten und ersticken.

Lösung B: Das Gerät auf kleinster Stufe laufen lassen und ein Tuch um den Hals legen.

Lösung C: Ein anderes Hotel suchen!

Kühlregale: Machen Sie einen großen Bogen um Kühltheken im Supermarkt und um Kühlräume für frisches Obst und Gemüse.

Wörterbuch für Touristen

Wird es morgen wärmer?
Will it be any warmer tomorrow? (englisch)
¿Mañana la temperatura va a subir? (spanisch)
Domani sarà più caldo? (italienisch)
Est-ce-qu'il fera plus chaud demain? (französisch)

Wussten Sie schon?

Wenn Sie einen Sommerurlaub in San Francisco planen, sollten Sie unbedingt warme und winddichte Kleidungsstücke mitnehmen. Die Temperaturen liegen manchmal nämlich nur bei 10 bis 13 °C, 25 °C gelten schon als »heiß«. Der Grund: Die Meeresströmungen des Pazifiks bringen von Alaska her kalte Winde mit in den Süden, so dass es morgens oft neblig ist und abends auch empfindlich kühl wird. Aufwärmen können Sie sich beispielsweise im zwei Stunden entfernten Napa Valley, wo das Thermometer im Sommer auf bis zu 35 °C steigt. Darüber freut sich nicht nur der Mensch, sondern auch der Wein, der dort prächtig gedeiht.

14 Eine wahre Wohltat: Ab in die Wanne!

Ein **Vollbad** in der heimischen Badewanne verspricht wahre Wonnen – vor allem, wenn Sie durchgefroren und erschöpft nach Hause kommen. Die Wärme lässt das Blut schneller durch die Adern strömen und wirkt entspannend. Das Wasser sollte nicht wärmer als 38 °C sein, füllen Sie nach dem Abkühlen wieder heißes Wasser nach. Die Durchblutung regen auch Zusätze aus ätherischen Rosmarin-, Thymian- oder Latschenkieferölen an. Nach dem Bad ruhen Sie sich auf der Couch oder im Bett eine halbe Stunde aus, oder Sie legen sich gleich schlafen. Wer ausgeprägte Krampfadern oder Venenprobleme hat, sollte nicht baden.

Thermalquellen befinden sich in der Nähe von Vulkanen oder erwärmen sich tief unten in der Erde am heißen Gestein. Besonders heiße Quellen befinden sich im österreichischen Bad Radkersburg (80 °C), in Aachen (74 °C) und im tschechischen Karlsbad (72 °C).

Süß- und Salzwasser: Fast zwei Drittel aller heißen Quellen befinden sich im Yellowstone-Nationalpark, die Magmakammer des Vulkans liegt in acht Kilometern Tiefe. Eine Reise wert ist auch die Blaue Lagune inmitten eines schwarzen Lavafeldes in der Nähe von Reykjavik. Das 40 °C warme Gemisch aus Süß- und Salzwasser enthält Kieselsäure, die die blauen Strahlen der Sonne widerspiegelt. Weltweit gibt es nur drei heiße Salzwasserquellen: in Italien am Vesuv, auf der japanischen Insel Hokkaido und auf der »grünen« Insel Lutao in Taiwan.

> Vor dem Duschen lege ich mir das Handtuch griffbereit über den Vorhang oder über die Tür. Wenn ich mich dann damit einwickele, ist die kühlere Luft außerhalb der Dusche nicht mehr so unangenehm.
> *Ursula Schulz*

15 Warmes Wasser – warme Füße

Wenn Sie Ihre kalten Füße in allzu warmes Wasser stecken, fängt die Haut an zu brennen, und Sie ziehen die Füße schnell wieder zurück. Angenehmer ist es, mit handwarmem Wasser zu beginnen und nach und nach heißeres Wasser hinzuzugeben. Die Durchblutung können Sie zusätzlich mit ätherischem Thymian-, Rosmarin- oder Latschenkieferöl anregen. Eine ähnliche Wirkung haben auch geriebener Ingwer und Senfmehl. Nach 10 bis 20 Minuten sind Ihre Füße wieder aufgetaut, und die Wärme strömt durch den ganzen Körper. Ziehen Sie nach dem Fußbad warme Socken an und ruhen Sie sich mindestens eine halbe Stunde aus.

Wechselbäder hören sich zwar nicht sonderlich verlockend an, aber ihre wärmende Wirkung ist garantiert. Stellen Sie zwei Wannen nebeneinander und füllen Sie die eine mit warmem, die andere mit kaltem Wasser. Tauchen Sie die Füße 5 Minuten lang ins warme Wasser, bis sie »aufgetaut« sind. Geben Sie sich einen Ruck und tauchen Sie kurz ins kalte Wasser. Langsam von eins bis zehn zählen, und dann geht's wieder zurück ins warme Wasser. Wiederholen Sie das Ganze noch zweimal, wobei der letzte Gang kalt sein sollte. Trocknen Sie die Füße ab und ziehen Sie warme Socken an. Vor dem Einschlafen würde eine solche Prozedur den Kreislauf zu sehr anregen.

Zum **Watsu** legen Sie sich in ein Becken mit brusthohem Wasserstand, der Therapeut bewegt Sie sanft durchs etwa 35 °C warme Wasser. Watsu (eine Kurzform für Wasser-Shiatsu) hat sich aus der japanischen Massageform Shiatsu entwickelt.

Heißer Tipp für kalte Finger

In der heutigen Zeit schwärmen viele Menschen von der Spülmaschine, aber kaum jemand vom Abwaschen. Wer jedoch viel friert, sollte seine Abneigung überwinden, denn beim Spülen wird einem so ganz nebenbei wieder warm.

16 Geben Sie sich einen Ruck: warm durch Kälte

Wer viel friert, kann sich kaum vorstellen, dass Kälte auch wärmen kann. Das passiert nämlich, wenn der Kältereiz nachlässt und sich die Gefäße weiten, um wieder warmes Blut einströmen zu lassen. Gezielte Kälteimpulse haben positive Nebeneffekte: Sie können das Immunsystem stärken sowie Schmerzen und Entzündungen lindern.

Taulaufen: Gehen Sie im Sommer morgens 5 Minuten durchs taufeuchte Gras oder laufen Sie im Winter mit nackten Füßen 3 Minuten durch den Schnee. Hören Sie sofort auf, wenn Sie einen schneidenden Schmerz spüren. Füße abtrocknen, warme Socken anziehen und etwas ausruhen. Ihre Füße werden schon bald anfangen, zu kribbeln und wieder warm zu werden. Der Effekt breitet sich dann über den ganzen Körper aus.

Kalte Güsse empfahl schon Pfarrer Kneipp. Zu Hause können Sie dafür einen Duschschlauch ohne Brausekopf benutzen. Die Abfolge für kalte Beingüsse:

- Von den Zehen über den Fußrücken zur Ferse, an der äußeren Rückseite des Beins bis zum Gesäß. An der Leiste kurz verweilen und an der Innenseite wieder zurück zur Ferse. Am linken Bein wiederholen.
- Zum Abschluss das Wasser mit den Händen abstreifen, nicht abtrocknen. Strümpfe anziehen und mit einer Wolldecke auf die Couch oder das Bett legen.

Zum **Wassertreten** können Sie in spezielle Kneipp-Becken gehen, aber auch die heimische Badewanne eignet sich dafür. Pfarrer Kneipp empfahl den Storchengang: Heben Sie bei jedem Schritt den Fuß ganz aus dem kalten Wasser heraus und strecken Sie dabei die Zehen etwas nach unten. Die Bewegung ist auch im Sitzen möglich. Dauer: maximal drei Minuten.

Für das **Eisbaden** tauchen besonders Mutige in ein ausreichend großes Loch im See. Eisschwimmer wählen oftmals Flüsse oder Kanäle, die nicht so schnell zufrieren. Bekannte Eismeerschwimmer sind die Amerikanerin Lynne Cox und der Brite Lewis Pugh.

Die **Kryotherapie** setzt auf heilsame Kälteschocks bei minus 15, minus 60 und schließlich minus 110 °C. In den Kältekammern tragen die Patienten Stirnband, Mundschutz, Badekleidung, Handschuhe, Socken und Schuhe. Die Körpertemperatur sinkt dabei höchstens um ein halbes Grad.

> Wir sind vor Jahren mal mit 40 Mann nach Dresden zu einem Fußballspiel gefahren. Dort war es so kalt, dass wir in der Pause auf die Toilette gingen, um uns aufzuwärmen. Von der zweiten Halbzeit haben wir nicht mehr viel mitbekommen.
> *Christian Balzarek*

Wussten Sie schon?

Um an die Taufe Jesu zu erinnern, feiern Gläubige der orthodoxen Kirche die Wasserweihe am Erscheinungstag – das ist am 6. Januar (Epiphanias). Junge Männer tauchen dann nach einem Kreuz, das zuvor ins eiskalte Gewässer geworfen wurde. Wer es findet und nach oben bringt, bleibt dem Volksglauben nach das ganze Jahr gesund.

Von innen einheizen

Couch-Potatoes, Schreibtischtäter, Babys, Senioren und bettlägerige Patienten bewegen sich nicht viel und kühlen schnell aus. Aber auch wenn Sie zu den ganz »normalen« Frostbeulen gehören, sollten Sie sich nicht nur von außen wärmen, sondern sich auch von innen kräftig einheizen. Wie das geht? Verwenden Sie wärmende Lebensmittel und scharfe Gewürze. Auch Gerichte, die lange gekocht haben, Aufläufe und Suppen bringen Sie in Wallung. Und umgekehrt: Achten Sie darauf, dass Sie keine kühlenden Lebensmittel zu sich nehmen.

Mein Favorit ist der Ingwer-Tee.
Da bleibt jeder Kälte-Virus fern.
Peppi Kalteis, Koch im Landhaus Kalteis

17 Schaffen Sie die schnelle Küche schnell wieder ab

Heute leben wir in hektischen Zeiten. Die Folge: Wenn es wieder mal schnell gehen soll, tauen wir den Tiefkühlspinat, das eingefrorene Lachssteak oder die Beerenmischung kurz in der Mikrowelle auf. Dabei sollten die Nahrungsmittel lange kochen, braten oder backen, um die gespeicherte Hitze an Ihren Körper abgeben zu können. Für die folgenden Speisen müssen Sie etwas Zeit einplanen – Sie werden dafür aber durch eine wohlige Wärme belohnt:

- Rosmarinkartoffeln aus dem Backofen mit überbackenem Schafskäse
- Kartoffelauflauf mit Fenchel, Pfeffer und Schafskäse
- Hühnersuppe mit Lauch, Zwiebeln, Ingwer, Kurkuma und Petersilie
- Lammragout im Römertopf mit Knoblauch, Ingwerpulver, Kreuzkümmel, Pfeffer, Currypulver
- Indisches Lamm-Biryani mit Zwiebeln, Knoblauch, Ingwer, Currypaste, Garam masala, Kardamompulver, Gewürznelken, Zimtstange, Chilischoten
- Indonesisches Rindfleisch (Rendang) mit Zwiebeln, Knoblauch, Chili, Ingwer, Korianderpulver, Kreuzkümmelpulver, Kurkuma, Zimt, Gewürznelken
- Italienischer Wildschweinbraten (Cinghiale al barolo) mit Zwiebeln, Sellerie, Knoblauch, Gewürznelken, Rosmarin, Thymian und Rotwein
- Rehgulasch mit Dörrobst, Zwiebeln, Rotwein, Rotweinessig, Thymian, Koriander, Wacholder, Pfefferkörnern und Nelken. Garzeit: 1,5 Stunden im Topf schmoren

18 Bevorzugen Sie wärmende Lebensmittel

Die alten Chinesen wussten es schon: Es gibt Lebensmittel, die den Körper erwärmen, und andere, die kühlend wirken. Wer viel friert, sollte sich deshalb an die Erkenntnisse der Traditionellen Chinesischen Medizin halten. Kopieren Sie sich die folgende Liste:

Heiße Wirkung

- Gewürze: Bockshornkleesamen, Cayennepfeffer, Chili, Curry, Fenchelsamen, Knoblauch, Muskat, Pfeffer, Piment, Sternanis, Tabasco, Zimt
- Fleisch: Hammel, Schaf, Lamm, Ziege, Gegrilltes
- Getränke: Fencheltee, Yogitee
- Alkohol: Likör, Schnaps, Cognac, Glühwein, Korn, Whiskey, Wodka

Wärmende Wirkung

- Obst: Granatapfel
- Gemüse: Fenchel, Frühlingszwiebel, Lauch, Zwiebel
- Kräuter, Gewürze: Petersilienblätter, Schnittlauch, Basilikum, Majoran, Rosmarin, Thymian, Salbei, Lorbeer, Meerrettich, Wacholderbeeren
- Essig: Rotwein- und Sherryessig
- Nüsse, Kerne, Samen: Kastanien (Maroni), Walnüsse, Leinsamen
- Milchprodukte: Schaf-, Ziegenkäse, Kokosmilch
- Fleisch: Fasan, Hirsch, Huhn, Truthahn
- Fisch, Meeresfrüchte: Aal, Garnele
- Getränke: Brennnesseltee, Engelwurztee, Kaffee
- Alkohol: Rotwein

Neutrale bis wärmende Wirkung

- Obst: Aprikosen, Kirschen, frische Feigen
- Gemüse: Kürbis, Kohl, Pastinake, Rettich, Rucola, Sellerie
- Milchprodukte: Käse aus Kuhmilch
- Getreide: Hafer, Reis
- Fleisch: Reh, Wildschwein
- Fisch, Meeresfrüchte: Hummer, Thunfisch

19 Feurige Gewürze treiben den Schweiß auf die Stirn

Chilis sind die Früchte eines Paprikastrauchs, in Mexiko gibt es mehr als hundert Arten (auch: Peperoni, Peperoncino, Pfefferschote). Beim Essen löst der Inhaltsstoff Capsaicin den typischen Hitze- und Schmerzreiz aus. Die Samen sind am schärfsten.

- Cayennepfeffer ist das aus den Chilis gewonnene Pulver und schmeckt wesentlich schärfer als die Früchte selbst.
- Chilipulver ist eine Gewürzmischung, die vor allem in der Tex-Mex-Küche verwendet wird (nicht zu verwechseln mit Cayennepfeffer). Inhalt: Cayennepfeffer, Kreuzkümmel, Knoblauch, Oregano, manchmal auch Zimt, Koriander oder Muskat.
- Sambals sind scharfe Würzsoßen für die indonesische Küche. Sambal Oelek besteht aus roten Chilischoten, Salz und Essig.
- Tabascosauce wird aus sehr scharfen Tabasco-Chilis hergestellt. Die Green-Pepper-Sauce aus grünen Jalapeño-Chilis schmeckt milder.

- Harrisa ist eine Chilipaste aus Nordafrika, die mit Minze, Knoblauch und Öl angerührt wird.
- Berbere aus Äthiopien enthält Cayennepfeffer, Ingwerpulver und schwarzen Pfeffer.

Currypulver ist eine scharfe Gewürzmischung mit gemahlenen Chilis und schwarzem Pfeffer, die gelbe Farbe kommt von dem Ingwergewächs Kurkuma. Thai-Curry gibt es in drei Farben: Die gelbe Paste ist scharf, die grüne sehr scharf und die rote extrem scharf.

Ingwer ist eine krautige Pflanze, der Wurzelstock enthält ätherische Öle und das nicht flüchtige Harz Gingerol, das dem Ingwer seine Schärfe verleiht. Die Wärme breitet sich im ganzen Körper aus.

Pfeffer gibt es in verschiedenen Farben:

- Schwarzer Pfeffer ist besonders scharf, er stammt von den getrockneten, unreifen, grünen Früchten. Passt gut zu Wildgerichten.
- Weißer Pfeffer schmeckt scharf, er wird aus den vollreifen, roten Früchten hergestellt: Die Körner gären einige Tage oder weichen in Wasser auf. Dann wird das rote Fruchtfleisch abgerieben, so dass die weißen Kerne freiliegen. Backen Sie damit weiße Pfeffernüsse.
- Grüner Pfeffer ist mittelscharf, er stammt aus den unreifen Pfefferfrüchten, die in Essig oder in Salzlake konserviert wurden. Passt zu Sahnesoße und Fleisch.
- Roter Pfeffer schmeckt mild, es handelt sich dabei um die reifen Früchte der Pfefferpflanze.

20 Leckere Vorspeisen zum Herzerwärmen

- Überbackener Fenchel mit Zwiebeln, Knoblauch, Basilikum und Petersilienblättern
- Gegrillter Ziegenkäse mit Knoblauch, schwarzem Pfeffer und Rotweinessig
- Croque Monsieur: überbackener Toast mit Ziegenkäse, scharfem Senf, scharfem Paprika und schwarzem Pfeffer
- Hühnersuppe mit Ingwer, Thaicurry, Knoblauch, Chili und schwarzem Pfeffer
- Curry-Kürbissuppe mit Ingwer und Cayennepfeffer

Wichtig zu wissen:

Zu viel Schärfe reizt die Schleimhäute und kann zu Durchfall führen. Bestellen Sie deshalb im Restaurant nur mittelscharfe Gerichte – nachwürzen können Sie immer noch.

21 Hauptgerichte: So geht die Wärme durch den Magen

- Lammeintopf mit Zwiebeln, Knoblauch, schwarzem Pfeffer, Thymian und Rosmarin
- Rotes Lammcurry mit Garam masala, Zwiebeln, Chili, Koriander, Kreuzkümmel, Kardamom, Kurkuma, Ingwer und Knoblauch
- Burgunder Braten vom Rind mit Rotwein, Wacholder, Lorbeer, Pfeffer und Gewürznelken

- Thailändisches Rindfleisch mit Curry, Chili, Knoblauch, Zimt, Koriandersamen, Kardamom, Gewürznelken, Muskat und Zwiebeln
- Julies falsche Rindergulaschsuppe mit Zwiebeln, Knoblauch, Paprika, Chili und Pfeffer
- Chili con Carne mit Rinderhack, Knoblauch, Chilipulver, Pfeffer und Thymian
- Wildschweinbraten mit schwarzem Pfeffer, Rotwein, Zwiebeln, Pimentkörnern, rosa Pfefferbeeren und Lorbeer
- Der Chinesische Feuertopf wird am Tisch in einem Kessel über einem Holzkohlenfeuer zubereitet: Gemüsestücke und dünne Fleischscheiben in der Brühe garen, die mit Cayennepfeffer, Paprika- und Currypulver scharf gewürzt ist.

Ich habe das Gefühl, dass ich durchs Frieren abnehme. Im Winter friere ich 20 Stunden am Tag und wiege zwei Kilo weniger als im Sommer. Am schlanksten bin ich zu Weihnachten, wenn alle anderen stöhnen, dass sie zu dick sind.
Christiane Zahn

- Der Thailändische Hotpot sieht wie eine Gugelhupfform aus: Das Fleisch in der Mitte auf einer heißen Platte anbraten, das Gemüse in der scharf gewürzten Brühe garen.
- Jambalaya aus Louisiana: Reis-Eintopf mit Cajun-Gewürz aus Thymian, Oregano, Cayennepfeffer, Knoblauchpulver, weißem und schwarzem Pfeffer
- Shrimps-Curry-Suppe mit Chili, Kurkuma und Kokosmilch

Heiße Tipps für vegetarische Hauptgerichte

- Zwiebelkuchen mit Paprika, Koriander, schwarzem Pfeffer und Petersilienblättern
- Orientalischer Kartoffeleintopf mit Curry, Kichererbsen, Erbsen und schwarzem Pfeffer
- Spaghetti und Tomatensauce mit Majoran, Thymian, Pfeffer und Chili. Garzeit: Sauce 1 bis 2 Stunden auf kleinster Flamme einkochen lassen
- Pasta mit Pesto aus Meerrettichblättern und Walnüssen

22 Speisekarte für fröstelnde Schleckermäuler

- Milchreis mit Zimt und heißen Kirschen
- Bratapfel mit Walnüssen, Rumrosinen, Kirschkonfitüre und Zimt
- Apfelstrudel mit Ingwer, Rosinen und warmer Vanillesauce
- Rotweinbirnen mit scharfer Chili-Schokoladensoße
- Pflaumenkompott mit Rotwein, Zimtstangen und Ingwerpulver
- Aprikosenmarmelade mit Ingwer, Zimtstangen und Rum
- Ingwerbonbons (schmecken süß und scharf zugleich)

Übrigens: Zimt wird aus der Rinde eines Lorbeergewächses gewonnen. Kaneel stammt vom Ceylon-Zimtbaum. Der chinesische Zimtbaum liefert Kassia, das nicht ganz so aromatisch ist.

23 Schon die heißen Tassen wärmen beim Anfassen!

- Ingwertee: Frische Wurzel in Scheiben schneiden und heißes Wasser dazugeben
- Gewürzmilch mit Ingwer, Zimt, Kurkuma und Kardamon
- Heiße Chili-Schokolade mit Cayennepfeffer
- Wintertee mit Ingwer und Fenchelsamen
- Yogitee mit Kardamom, Pfefferkörnern, Nelken, Zimtstange und Ingwer
- Tee mit frisch geriebenem Meerrettich und Ingwer
- Gewürzkaffee mit Nelken, Kardamom und Zimt
- Caffè Ingwer Latte, warmes Ingwerbier und Ingwerlikör – für Fans der scharfen Wurzel

Übrigens: Auf Reisen bleiben heiße Getränke und Suppen in einer Isolierkanne länger warm. Das klassische Modell ist ein doppelwandiges Glasgefäß: Zwischen den Wänden herrscht ein Vakuum, das als Schutzschicht dient. Die Innenseite ist mit Silber beschichtet, um die Hitze zu reflektieren. Thermoskannen sind innen und außen aus Edelstahl, dazwischen besteht ein Vakuum.

Wussten Sie schon?

Wenn Sie Alkohol trinken, erweitern sich die Blutgefäße. Die Haut wird besser durchblutet, was wir bei Kälte als angenehm empfinden. Zugleich stellt sich aber ein Kühleffekt ein: Die wichtigen Organe werden nämlich weniger durchblutet, und die warme Haut strahlt mehr Energie nach außen ab. Wer sich im Rausch in den Schnee legt, läuft Gefahr, an einer Unterkühlung zu sterben.

24 Finger weg von Südfrüchten!

Bananen gibt es das ganze Jahr über zu kaufen, Zitrusfrüchte sind vor allem im Winter als Vitamin-C-Spender beliebt. Zitronen, Apfelsinen, Mandarinen, Ananas und Kiwis eignen sich für Frostbeulen, Kleinkinder und Senioren jedoch nicht, weil sie traditionell nur in heißen Regionen wachsen und gegessen werden. Die Traditionelle Chinesische Medizin beschreibt sie deshalb als Lebensmittel, die eine kühlende Energie haben.

Auch figurbewusste Frauen sollten ihre Ernährungsgewohnheiten umstellen, wenn sie oft frieren: Verzichten Sie auf Joghurt, Quark, Blattsalate, Rohkost, Mineralwasser und Weißwein – und greifen Sie (wie viele Männer) lieber zu wärmenden Lebensmitteln.

Kalte Wirkung

- Obst: Banane
- Gemüse: Gurke
- Fisch, Meeresfrüchte: Kaviar, Krabbe, (Süßwasser-)Krebs

Kühlende bis kalte Wirkung

- Obst: Grapefruit, Orange, Mandarine, Clementine
- Gemüse: (Blatt-)Salat, Tomate
- Kräuter, Gewürze: Borretsch, Löwenzahn
- Hülsenfrüchte: grüne Sojabohne
- Milchprodukte: Joghurt, Quark
- Getränke: Frauenmanteltee, Mineralwasser, künstliche Süßgetränke
- Alkohol: Bier

Kühlende Lebensmittel

- Obst: Birne, Brombeere, Erdbeere, Heidelbeere, Himbeere
- Gemüse: Artischocke, Aubergine, Brokkoli, Champignons, Chicorée, Kresse, Lattich, Paprika, Radieschen, Sauerkraut, Schwarzwurzel, Spinat, Spargel, Zucchini
- Kräuter, Gewürze: Kresse, Liebstöckel, Sauerampfer, Sauerklee, Zitronenschale
- Milchprodukte: Buttermilch, Frischkäse
- Getreide: Buchweizen, Gerste, Grünkern, Hirse, Weizen, Weizenkleie
- Nüsse, Kerne, Samen: Kokosnuss, Leinsamen, weißer Sesam, Weizenkeimlinge
- Fleisch: Schwein
- Fisch: Lachs
- Getränke: Fruchtsäfte, grüner Tee, Kräutertee: Birkenblättertee, Eibischtee, Erdrauchtee, Goldrutentee
- Alkohol: Most, Weißwein, Brottrunk

Neutrale bis kühlende Lebensmittel

- Obst: Apfel, Ananas, Holunder
- Gemüse: Blumenkohl, Chinakohl
- Kräuter, Gewürze: Bitterorangenschale, Kerbel
- Milchprodukte: Kuhmilch, Butter, Sauerrahm
- Hülsenfrüchte: grüne Erbsen, gelbe Sojabohnen, weiße Bohnen
- Fleisch: Ente, Hase (wild), Kaninchen
- Fisch, Meeresfrüchte: Auster, Hering, Tintenfisch
- Getränke: Baldriantee, Eisenkrauttee

Heißer Tipp: Scharfe Gewürze für kühlende Lebensmittel

Die kühlende Energie von Lebensmitteln können Sie mit wärmenden Gewürzen oder durch längeres Kochen thermisch neutralisieren. Wer also auf den heißgeliebten Joghurt nicht verzichten will, sollte ihn mit Zimt »würzen«. Oder Sie erwärmen stattdessen etwas Apfel-, Birnen- oder Zwetschgensaft und geben ihn ins Müsli.

25 Ständiges Frieren kann auch organische Gründe haben

Häufigste Ursache für ständiges Frieren sind Durchblutungsstörungen als Folge von zu wenig Bewegung, Flüssigkeitsmangel, zu viel Kaffee und starkem Rauchen. Kalte Hände und Füße können sich auch bei zu niedrigem Blutdruck, Diabetes, einer Unterfunktion der Schilddrüse, hormonellen Umstellungen bzw. einem akuten Eisenmangel bemerkbar machen.

Verengte Blutgefäße lassen sich bei einer Ultraschall- oder Röntgenuntersuchung sowie mit Hilfe einer Kapillarmikroskopie darstellen. Bei einer Angiographie liefert ein Kontrastmittel im Blut aufschlussreiche Bilder. Ein Neurologe kann mit einem Schwachstromtest herausfinden, ob und welche Nerven in Fingern oder Zehen geschädigt sind. Beim Raynaud-Syndrom werden die Finger schon beim Hineingreifen in den Kühlschrank weiß. Medikamente können unerwünschte Nebenwirkungen haben: Bei Betablockern kann es beispielsweise dazu kommen, dass Sie viel frieren.

Bewegen Sie sich!

Wer den ganzen Tag vor dem Bildschirm hockt, muss sich nicht wundern, dass der Kreislauf auf Sparflamme läuft. Kalte Hände und Füße sind dadurch schon vorprogrammiert. Was tun? Eigentlich logisch: Stehen Sie auf und bewegen Sie sich, denn Muskeln sind die Wärmefabrik des Körpers. Die Durchblutung können Sie durch verschiedene kleine Übungen und beim Sport ankurbeln. Im Büro stellen Sie sich zur Erinnerung an die wärmenden Pausen am besten alle zwei Stunden einen Wecker. Ein weiterer Pluspunkt: Bewegung – ganz gleich welcher Art – macht den Kopf wieder frei.

26 Gehen Sie öfter mal wieder zu Fuß!

In Zürich gibt es mit dem »Fußverkehr Schweiz« einen Fachverband für Fußgängerinnen und Fußgänger. Was dort funktioniert, können Sie auch vor der eigenen Haustür umsetzen – denn gute Gelegenheiten, zu Fuß zu gehen, bieten sich überall:

- Fahren Sie öfter mal mit öffentlichen Verkehrsmitteln zur Arbeit, steigen Sie ein oder zwei Haltestellen früher aus und gehen Sie dann mit strammem Schritt zu Fuß nach Hause oder ins Büro.
- Müssen Sie aufgrund der weiten Entfernung den Arbeitsweg mit dem Auto zurücklegen, so parken Sie einige Querstraßen vorher und marschieren Sie den restlichen Weg.
- Verbringen Sie Ihre Mittagspause regelmäßig in der Kantine oder im Büro? Wenn ja, könnten Sie doch mal überlegen, stattdessen lieber 20 Minuten spazieren zu gehen.
- Sie sind Hundebesitzer? Prima, dann gehen Sie mehrmals täglich Gassi und kommen dadurch in Schwung. Falls nicht, freuen sich Ihr Nachbar oder das Tierheim sicherlich über eine flotte Begleitung für die Vierbeiner.
- Hand aufs Herz: Sie müssen in den dritten Stock hinauf – wählen Sie dann meist den Fahrstuhl? Probieren Sie es mal mit Treppensteigen. Die Durchblutung können Sie noch mehr ankurbeln, indem Sie nur auf jede zweite Stufe treten.
- Und am Abend machen Sie dann noch einen ausgedehnten Spaziergang, das lässt Sie einen stressigen Arbeitstag schnell vergessen.

Heißer Tipp, wenn Sie hoch hinaus wollen

Nehmen Sie sich ein Beispiel an Thomas Dold: Der Stuttgarter ist der schnellste Treppenläufer der Welt. Die 1576 Stufen auf das Empire State Building legte er in fantastischen 10:08 Minuten zurück.

27 Kleine Fitnessübungen fürs Büro

Nutzen Sie jede Gelegenheit, um sich zwischendurch zu bewegen: Sie greifen zum Telefonhörer, wenn Sie von Ihrem Kollegen eine wichtige Auskunft brauchen? Wenn Sie sich öfter dabei ertappen, gewöhnen Sie sich besser an, die paar Schritte zu Fuß zu gehen – Ihre Beine danken es Ihnen sofort. Das stundenlange Sitzen behindert nämlich die Durchblutung, und Sie frösteln leichter.

- Bei längeren Telefonaten hat es sich bewährt, im Stehen zu reden. Sie können im Zimmer herumwandern oder auf den Füßen wippen. Auch ein Stehpult ist eine wunderbare Alternative.
- Kleine Übungen bringen Ihren Kreislauf schnell in Schwung: Schulterkreisen, Zehenwackeln, Fingerkrallen – und das Händeschütteln nicht zu vergessen. Recken und strecken Sie sich genüsslich, wenn Sie sich unbeobachtet fühlen.
- Verbringen Sie Ihre Mittagspause regelmäßig in der Kantine oder im Büro? Wenn ja, könnten Sie sich zwei- oder dreimal die Woche mit Ihren Kolleginnen verabreden, um gemeinsam 20 Minuten an der frischen Luft zu marschieren.

28 Radeln: So kommen Sie richtig schön in Fahrt

Sie müssen ja nicht jeden Tag und bei Regenwetter zum Arbeitsplatz radeln, aber zwei- bis dreimal wöchentlich schaffen Sie das sicherlich. Ihr Kreislauf kommt in Schwung, und die innere Wärme bleibt Ihnen noch ein paar Stunden erhalten.

- Ihr Kind muss zum Klavierunterricht? Radeln Sie doch mal zusammen dorthin. Nehmen Sie sich ein wenig Zeit und wählen Sie einen etwas längeren Weg durch verkehrsberuhigte Nebenstraßen. So gewöhnt sich Ihr Kind daran, nicht immer mit dem Auto hingebracht und abgeholt zu werden.
- Sie wollen eine Kleinigkeit in der Stadt erledigen und ärgern sich jedes Mal über die teuren Parkgebühren? Fahren Sie doch einfach mit dem Rad. Oder treten Sie bis zur Haltestelle des nächsten öffentlichen Verkehrsmittels in die Pedale.
- Stellen Sie sich vor: Es ist Wochenende, Sie liegen noch im Bett, und die wärmende Sonne lacht. Raus aus den Federn! Unternehmen Sie doch mal eine Fahrradtour. Packen Sie den Picknickkorb, stecken Sie für alle Fälle etwas Werkzeug ein – und los geht's! Radeln Sie mal gemütlich und mal schneller, denn das bringt Ihren Körper mehr in Wallung als eine gleichbleibende Geschwindigkeit.
- Ganz gleich ob Sie ein Mountain-Bike, ein Rennrad oder ein Tourenrad besitzen: Treten Sie ruhig kräftig in die Pedale! Nehmen Sie ein paar Steigungen in Angriff und powern Sie sich richtig aus – die Abfahrten können Sie dann umso mehr genießen.

29 Gymnastik für warme Hände und Füße

Gute Gelegenheiten, um zwischendurch etwas Gymnastik zu machen, finden Sie bestimmt. Die folgenden Übungen sollten Sie zehnmal wiederholen.

Fußgymnastik im Sitzen:

- Zehen einkrallen und strecken
- mit den Füßen auf- und abwippen
- Füße rechtsherum, dann linksherum kreisen
- Gegenstände (z. B. einen Würfel) mit den Füßen aufheben
- mit den Füßen auf einem Igelball herumrollen
- einen Finger in die Zehenzwischenräume stecken und bewegen

Fußgymnastik im Stehen:

- abwechselnd auf die Zehenspitzen und dann auf die Fersen stellen
- einige Schritte auf den Zehenspitzen, dann auf den Hacken gehen

Gymnastik für die Hände:

- die Handflächen stark aneinanderreiben
- mit den Fingerknöcheln die Innenseite der anderen Hand massieren
- einen Igelball zwischen den Händen rollen
- eine Faust machen und die Finger anschließend strecken
- die Hände in die eine und dann in die andere Richtung drehen

30 Hüpfen, springen und tanzen – warme Füße inklusive

Räkeln und recken Sie sich nach dem Aufstehen vor dem offenen Fenster und atmen Sie dabei mehrmals tief ein und aus. So haben Sie schon etwas für Ihre Durchblutung getan und starten voller Energie und guter Laune in den Tag. Weitere Vorschläge:

- Springen Sie einige Minuten lang wie ein Gummiball durch den Raum oder hüpfen Sie auf einem Trampolin.
- Shake-it-Baby: Warm wird Ihnen auch, wenn Sie Ihre Arme und Beine einfach mal wild in alle Richtungen schütteln.
- Wenn Sie oder Ihre Kinder einen Tischkicker haben, dann spielen Sie doch mal eine Partie. Das heizt ordentlich ein.
- Heiße Sohle auf das Parkett legen: Sie haben doch sicherlich tolle CDs mit flotter Musik zu Hause. Zu Ihrem Lieblingslied können Sie die Hüften schwingen, die Füße rhythmisch im Takt bewegen und lautstark mitsingen. Bei Tänzen wie Salsa, Rock'n' Roll und Mambo bekommen Sie besonders schnell warme Füße.
- Heiße Nummer schieben: Sex macht nicht nur Spaß, sondern regt die Durchblutung an. Die innere Hitze hält meist über Stunden an.

Ich mag es warm. Bei Hitze blühe ich auf wie eine Blume.

Vladimir Malakhov, russischer Balletttänzer

Wussten Sie schon?

Wer im Rollstuhl sitzen muss, friert besonders schnell. Doch auch für Rollis gibt es viele Möglichkeiten, sportlich aktiv zu werden. Bei den Paralympischen Sommerspielen treten die Athleten in 20 Disziplinen an, im Winter sind es vier Sportarten. Seit 1989 gibt es Europa- und Weltmeisterschaften im Rollstuhltanz.

31 Warm-up für Sportler mobilisiert die Gelenke

Ganz gleich, ob Sie für Ausdauer- oder für Kraftsportarten trainieren wollen: Das Aufwärmen der Muskeln gehört selbstverständlich dazu. Die Hamburger Fitnessexpertin Doris Burger erklärt: »Beim Warm-up kommt der Kreislauf in Schwung, Sie mobilisieren die Gelenke und lassen sie geschmeidiger werden. Während die Betriebstemperatur langsam ansteigt, denken Sie immer weniger an die Arbeit und den Alltag, sondern schalten auf Freizeit und Bewegung um.«

Minimalprogramm:

- langsam auf der Stelle gehen, dabei die Füße von der Ferse bis zu den Zehen abrollen
- Knie beim Gehen anziehen
- angewinkelte Arme mitschwingen lassen
- schneller und wieder langsamer gehen

Im hüftbreiten Stand:

- Beine ausschütteln
- beide Schultern nach vorn und nach hinten kreisen
- Schultern zu den Ohren ziehen und fallen lassen

Finger zu Fäusten ballen: Im hüftbreiten Stand die Arme seitlich bis kurz unter Schulterhöhe anheben und die Hände dabei weit nach außen strecken. Die Finger langsam zur Faust ballen und wieder strecken. 15- bis 20-mal wiederholen, zwischendurch Hände und Arme lockern. Ein leichtes Ziehen in den Unterarmen und warme Finger beweisen, dass Sie die Übung richtig machen.

Füße kreisen lassen: Für den festen Stand können Sie sich an einem Baum, einer Wand oder Ihrem Trainingspartner abstützen. Fortgeschrittene kneifen die Gesäßmuskeln zusammen und spannen den Bauch an. Den rechten Fuß anheben und kreisen lassen – erst nach rechts und dann nach links. Die Seite wechseln. Übung zweimal wiederholen.

Heißer Tipp, um den inneren Schweinehund zu überwinden

Sie wollen mehr Sport treiben, um den Kreislauf anzukurbeln und warm zu werden? Dann hilft es leider wenig, wenn Sie nur ganz fest daran glauben, dass Sie das schon irgendwie schaffen werden. Prof. Dr. Gabriele Oettingen aus Hamburg erklärt, wie Sie Ihr Ziel am besten erreichen: »Mit einem Wenn-dann-Plan legen Sie schon vorab fest, wie Sie im Falle des Falles handeln wollen.« Beispiele: »Wenn ich heute Abend müde nach Hause komme, ziehe ich mir meine Laufschuhe an.« Oder: »Wenn ich heute Abend das Büro verlasse, fahre ich ohne Umwege zum Schwimmen.«

32 Das Walken und Wandern sind des Fröstelnden Lust!

Nordic-Walking ist für jedermann geeignet, ob trainiert oder untrainiert, ob alt oder jung. Und es ist nicht schwer zu erlernen. Sie verwenden wie beim Laufen den diagonalen Bewegungsablauf: Den rechten Fuß und den linken Arm gleichzeitig nach vorn führen, dann wechseln. Den Oberkörper leicht vorbeugen und die Stockspitze ein Stück vor den vorderen Fuß setzen. Beim Rückführen des Stocks strecken Sie den Arm fast ganz durch. Achten Sie darauf, dass Sie den Fuß gut abrollen und die Kniegelenke nicht vollständig durchstrecken.

Sie können langsam walken oder auch das Tempo steigern – je nachdem, wie wohl Sie sich dabei fühlen. Wenn Sie in hügeligem Gelände walken, bringen Sie Ihren Kreislauf noch mehr in Schwung.

Tragen Sie wetterfeste, atmungsaktive Kleidung und hochwertige Lauf- oder Walkingschuhe. Auch ein Pulsmesser ist sinnvoll: Ein akustisches Signal teilt Ihnen dann mit, wie schnell Ihr Puls schlägt.

Wer in der Nähe von Bergen wohnt, kann am Wochenende zum Wandern gehen. Festes Schuhwerk und Stöcke erleichtern den An- und Abstieg. Trinkwasser und Proviant nicht vergessen!

Wussten Sie schon?

Auf dem Gipfel bekommen Sie schneller einen Sonnenbrand als im Tal. Die Münchner Dermatologin Dr. Juliane Habig empfiehlt, eine Sonnencreme zu benutzen, die mindestens Lichtschutzfaktor 30 hat. Cremen Sie vor allem Nase, Stirn, Wangen und Ohren ein, Fettstift für die Lippen nicht vergessen!

Heiße Tipps fürs Nordic-Walking

Walker müssen sich wärmer als Jogger anziehen, weil der Körper bei langsameren Bewegungen weniger Energie verbrennt. Zur besseren Motivation: Suchen Sie sich Freunde oder eine Gruppe, mit der Sie ein- bis zweimal wöchentlich walken. Gemeinsam macht es mehr Spaß. Und: Nehmen Sie zu Ihrer nächsten Wandertour doch mal Ihre Walkingstöcke mit – auf ebener Strecke geht es damit flotter voran.

Wussten Sie schon?

Erst war es ein Aprilscherz, jetzt ist es amtlich: Nachdem Zehntausende von Neugierigen ein YouTube-Video über Putzkräfte angeschaut hatten, die die Schweizer Alpen von Vogelkot reinigten, bieten die Betreiber der Seilbahn Engelberg-Brunni jetzt auf 1860 Meter Höhe tatsächlich Felsenputzer-Kurse an. Die Aufgabe wurde leicht abgewandelt – die Teilnehmer räumen drei Stunden mit Rechen und Schaufeln an einer Stelle auf, wo die Grasnarbe durch Lawinen und Muren verletzt wurde. Fürs Foto dürfen Freiwillige auch die Felsen schrubben, das macht Spaß und hält garantiert warm.

33 Gemeinsam macht Joggen am meisten Spaß

Jeder dritte Deutsche ist schon mal gejoggt. Auch im Urlaub und auf Geschäftsreisen ist das Laufen optimal, denn Joggingschuhe, Trainingshose, T-Shirt und Sport-

BH passen in jeden Koffer. Also zögern Sie nicht lange und probieren Sie es aus – für den Anfang brauchen Sie nicht gleich die perfekte Laufausrüstung:

- Tragen Sie möglichst Funktionswäsche. Wenn Baumwolle erst einmal nass geschwitzt ist, fangen Sie an zu frieren.
- Ziehen Sie sich nicht zu warm an, denn beim Laufen heizen Sie sich noch auf.
- Ein hüpfender Busen kann beim Laufen sehr unangenehm sein. Britische Forscher stellten fest, dass sich eine Brust durchschnittlich neun Zentimeter pro Schritt bewegt. Da kommen bei einer Meile (1,6 km) schnell 135 Meter zusammen. Wenn Sie einen guten Sport-BH tragen, verringert sich die Brustbewegung um 78 Prozent.
- Denken Sie an Taschentücher gegen die Triefnase.
- Im Winter sind Handschuhe, Mütze bzw. Stirnband sinnvoll.
- Und los geht's! Beginnen Sie mit langsamem Traben, schneller werden können Sie immer noch. Keine Sorge, wenn Ihnen nach zehn Minuten die Puste ausgeht. Beim nächsten Mal klappt es sicherlich schon besser. Kurze Sprints können Sie einlegen, falls Sie nach ein paar Wochen etwas mehr Kondition haben.

Wussten Sie schon?

Austrainierte Sportler erzeugen weniger Wärme als Anfänger, deshalb müssen sie sich wärmer anziehen. Tom Ockers hat den Kältetest bestanden: Er nahm 2001 bei minus 42 °C am Sibirien-Marathon teil, das ist der kälteste Halbmarathon der Welt. Von 148 Teilnehmern kamen nur 11 Läufer ans Ziel.

Heiße Tipps für Hundebesitzer

Bieten Sie Ihrem Vierbeiner mal etwas Spannenderes, als nur in der Nachbarschaft Gassi zu gehen. Die Münchner Hundefitnessexpertin Kirsten Wolf empfiehlt Geschicklichkeitsübungen, Frisbee-Spielen und Dog-Dancing. Auch Frauchen kommt dabei schnell auf Trab.

34 Inline-Skating: Revival fürs Rollschuhfahren

Heutzutage ist Inline-Skating nicht nur bei Kindern und Jugendlichen, sondern auch bei Erwachsenen so beliebt, dass viele Städte im Sommer Blade-Nights veranstalten.

- Wichtig sind perfekt sitzende Schuhe. Wenn sie drücken, keinen richtigen Halt geben oder die Rollen womöglich schlecht gleiten, verdirbt das den Spaß.
- Unbedingt notwendig sind Schützer für Hände, Ellbogen und Knie. Ein Helm ist sinnvoll.
- Das richtige Bremsen und Fallen können Sie in Kursen lernen. Solch ein Sicherheitstraining ist nach der Winterpause auch für alte Hasen sinnvoll.
- Erkundigen Sie sich bei Freunden oder Kollegen, wo die besten Fahrstrecken sind. Und dann rollen Sie voller Elan los. Sie werden sehen, wie schnell Ihnen beim Inline-Skating warm wird.
- Beim Nordic-Blading benutzen Sie zusätzlich Stöcke und setzen die Kraft Ihrer Arme ein, um schnell zu fahren.

35 Mal was anderes: Fitnessübungen für zu Hause

Sie brauchen nicht gleich ein Jahresabo für den Fitnessclub abzuschließen, wenn Sie ab und zu mal etwas Krafttraining machen wollen. Ihre Fitness können Sie auch im Garten, im Keller oder im Wohnzimmer trainieren – das Tolle dabei ist, dass Sie jederzeit damit anfangen können und Ihnen nach 15 bis 20 Minuten so richtig schön warm wird. Um den inneren Schweinehund nach Feierabend besser überwinden zu können, hilft es, wenn Sie sich die Sportausrüstung bzw. das Fitnessvideo schon am Morgen zurechtlegen.

Vorschläge fürs Home-Training: Gymnastik, Hanteln bzw. Bleimanschetten, Thera- oder Gymnastikband, Trampolinspringen, Seilspringen, Hula-Hoop-Reifen, Bauchtanz, Gymnastikball, Ergometer bzw. Fitnessfahrrad, Rudergerät, Crosstrainer, Stepper.

36 Verabreden Sie sich mit Freunden im Fitnessstudio

Es braucht ja nicht gleich eine richtige Mucki-Bude zu sein, in der Sie Ihre Muskeln stählen. So richtig schön in Schwung kommen Sie auch im Fitnessstudio. Dort treffen Sie Gleichgesinnte, das motiviert ungemein. Ein Trainer zeigt Anfängern, wie die Geräte funktionieren und welche Übungen geeignet sind.

- Ausdauer steigern: Crosstrainer, Laufband, Ergometer, Stepper, Rudermaschine, Spinbike
- Muskeln aufbauen: Hanteln, Hantelbank, Brustpresse, Beinpresse, Kabelzug-Station

Viele Fitnessclubs bieten auch Kurse für Aerobic, Bauch-Beine-Po, Rückenschule, Yoga, Pilates oder Tae Bo an. Meist ist ein Sauna- und Wellnessbereich angeschlossen – herrlich zum Entspannen.

Wussten Sie schon?

Im Ruhezustand erzeugt eine 70 kg schwere Frau einen Grundumsatz von etwa 70 Watt, ein Mann mit demselben Gewicht kommt auf 80 Watt. 70 bis 80 Prozent davon geben wir als Wärme ab. Diese »Heizleistung« entspricht also etwa der Leistung einer Kerze oder einer Glühlampe mit 60 Watt. Wenn wir körperlich aktiv werden, arbeiten unsere Muskeln und geben Wärme ab. Sportler haben beispielsweise einen besonders hohen Leistungsumsatz.

37 So schaffen Sie es, immer am Ball zu bleiben

Gehören Sie zu den Menschen, die nur dann von A nach B laufen mögen, wenn sie einen Ball erwischen müssen? Beim Squash treten Sie gegen einen anderen Spieler an und kommen dabei garantiert ins Schwitzen. Beim Tennis, Badminton und Tischtennis haben Sie die Wahl zwischen Einzel und Doppel – aber selbst als Team kann solch ein Ballsport ziemlich schweißtreibend sein.

Wenn Sie eher ein Vereinstyp sind, der sich gern mit vielen Leuten zum Sporteln trifft, dann sind Basketball, Volleyball, Fußball und Handball ideal für Sie zum Warmwerden. Kegeln oder Bowling sind tolle Ideen, um mal wieder einen geselligen Abend mit Freunden zu verbringen – warme Füße inklusive.

Gut für die Motivation: Gemeinsam macht Sport mehr Spaß. Außerdem bleiben Trainingspartner länger am Ball, weil keiner den anderen hängen lassen will.
Gratis: Viele Sportstätten bieten kostenlose Saunabesuche an.

> Ich hab meinen Spielern in der Pause gesagt: »Wenn wir schon mal alle hier sind, können wir doch eigentlich auch mal ein bisschen Fußball spielen.«
> *Jürgen Klopp, Trainer*

38 Schwimmen, Joggen und Gymnastik im Hallenbad

Wie wäre es mit einem Besuch im Hallenbad? Im Wasser gibt es verschiedene Möglichkeiten, den Kreislauf in Schwung zu bringen:
Schwimmen: Beginnen Sie mit dem Brustschwimmen und gehen Sie dann für einige Bahnen zum Rückenschwimmen über. Wer fit ist, kann das Kraulen oder den Schmetterlingsstil ausprobieren. Anschließend können Sie das warme Wasser im Whirlpool genießen.
Beim **Aqua-Jogging** sorgen ein Gurt und Schuhe aus festem Schaumstoff für Auftrieb und erschweren das Laufen. Den Trainingseffekt können Sie mit Schaumstoffhanteln noch weiter steigern. Joggen im Wasser sieht vielleicht etwas eigenartig aus, aber Sie geraten unter Garantie ziemlich ins Schwitzen.
Bei der **Aqua-Gymnastik** erzielen Sie mit Poolnudeln, Aqua-Hanteln und Kick-Box-Handschuhen einen tollen Fitnesseffekt. Der Auftrieb des Wassers entlastet

die Gelenke, daher ist die Aqua-Gymnastik eine ideale Sportart bei leichtem Übergewicht.

Wussten Sie schon?

Das Baden am Neujahrstag in der eiskalten Ostsee bei Boltenhagen steht unter dem Motto »Abgehärtet ins neue Jahr starten«. Dem Aufruf folgen seit elf Jahren immer mehr Teilnehmer. Respekt!

> Im Sommer ist der Ärmelkanal mit seinen 17 °C eher erfrischend. Die Antarktis jedoch ist etwas völlig anderes. Die Wassertemperatur steigt so gut wie nie über null °C. Das ist ziemlich kalt, um es gelinde auszudrücken!
> *Lewis Pugh, britischer Eismeerschwimmer*

Wussten Sie schon?

Berufstaucher wären ohne die richtige Ausrüstung in größeren Tiefen verloren, denn 4 °C kaltes Wasser fühlt sich kälter an als ebenso kalte Luft. Rettungstaucher Holger Dicke erklärt, dass schon bei 10 °C Trockentauchanzüge zu empfehlen sind: Sie können aus Crush-Neopren hergestellt sein, das ist ein beschichteter Kautschuk, oder aus nichtwärmendem Laminat. Bei beiden Varianten tragen die Taucher einen Ganzkörper-Unterzieher. Latexmanschetten am Hals und an den Armgelenken sorgen dafür, dass kein Wasser eindringen kann. Zum Kälteschutz gehören eine Kopfhaube, spezielle Trockenhandschuhe und Schuhe, die oftmals mit dem Anzug verbunden sind. Die meisten Berufstaucher tragen Vollgesichtsmasken, um sich vor Kälte und kontaminiertem Wasser zu schützen und eine Unterwasser-Sprechanlage nutzen zu können. Für längere Arbeiten bieten sich Heizungssysteme an, die den Taucheranzug über einen kleinen Akku wärmen.

39 Schnee & Eis laden zu vielen Aktivitäten ein

Auch wenn Sie den Winter nicht im nordsibirischen Oimjakon bei minus 72 °C verbringen wollen, bieten sich Schnee & Eis wunderbar an, um in Wallung zu kommen. Hier ein paar Vorschläge:

- Drehen Sie Ihre Pirouetten in einer Eissporthalle oder auf dem zugefrorenen Teich. Wichtig: Die Kufen vorher noch mal schärfen!
- Schnappen Sie sich Ihren Schlitten und stapfen Sie die Berge hoch. Selbst bei der Abfahrt können Sie ins Schwitzen kommen.
- Lieben Sie die schneebedeckte Natur? Dann probieren Sie es doch mal mit Skilanglauf. Sie können dabei die Winterlandschaft genießen und gleichzeitig den ganzen Körper trainieren.
- Ziehen Sie Ihren Schneeanzug an, schnappen Sie sich Ihre Ski oder leihen Sie sich die Ausrüstung. Carven Sie gemütlich die Hänge hinunter, wedeln Sie im Tiefschnee oder wagen Sie sich auf die Buckelpiste.
- Abwechslung bieten Snowboarding und Snowshoeing, Letzteres meint Wandertouren auf speziellen Schneeschuhen.
- Wann haben Sie zum letzten Mal einen Schneemann gebaut? Besorgen Sie sich eine Möhre als Nase, zwei

Kohlenstücke als Augen und kleine Steine für den Mund. Mit Mütze sieht der Kerl noch pfiffiger aus. Und dann kann's losgehen! Sie können natürlich auch eine ganze Schneefamilie bauen …

- Schneeschippen: Das zehrt ganz schön an den Kräften, wenn Sie morgens um sieben Uhr den Fußweg vom Schnee befreien müssen. Aber denken Sie daran, dass frische Luft und Bewegung ein guter Start in den Tag sind.
- Machen Sie eine Schneeballschlacht – Sie werden sehen, wie anstrengend und lustig das ist.

Heißer Tipp für Schneeballer

Die dritte Schneeballschlacht-WM in Folge richtete 2009 die Kleinstadt Winterberg in Nordrhein-Westfalen aus. Je drei Teammitglieder treten zweimal drei Minuten gegeneinander an. Sieger ist, wer die meisten »Treffer« landet. Mitmachen!

Wussten Sie schon?

In Schweden findet seit 1922 ein Skilanglauf-Rennen statt, bei dem die Läufer 87 Kilometer durch den Schnee zurücklegen müssen. Der Wettbewerb erinnert an den späteren schwedischen König Gustav Wasa, der 1520 auf Skiern vor den Soldaten des dänischen Königs flüchtete. Zum berühmten Wasa-Lauf reisen alljährlich rund 14 000 Skilangläufer an. Wer jedes Jahr teilnimmt, soll angeblich sieben Jahre länger leben als ein Durchschnittsschwede.

Entspannen Sie sich!

Verkrampfte Muskeln lassen das Blut nicht richtig fließen, Finger und Füße bleiben kalt. Wer aber locker lassen kann, friert weniger. Die vier Klassiker zur besseren Entspannung:

- Bei Phantasiereisen können Sie von einem Urlaub mit Sonne, Strand und Meer träumen.
- Beim Autogenen Training denken Sie im Sitzen oder im Liegen an spezielle Wärmeformeln, die Ihr Körper umsetzt.
- Bei Yoga und Qi-Gong bewegen Sie sich sehr langsam.
- Bei der Progressiven Muskelentspannung spannen Sie einzelne Muskeln kurz an und lassen wieder locker.

40 Autogenes Training – die Vorstellungskraft trainieren

Um die Prinzipien des Autogenen Trainings kennenzulernen, können Sie an einem Kursus teilnehmen und die Sätze des Sprechers auf sich wirken lassen. Später machen Sie sich die Kraft der Autosuggestion zunutze. Sie sprechen dann nicht laut vor sich hin, sondern denken an die vorgegebenen Sätze.

Ablauf: Sie konzentrieren sich nacheinander auf sechs Übungen, dazwischen denken Sie jeweils an die Ruheformel. Um das Prinzip zu erläutern, stellen wir hier nur die Schwere- und die Wärmeübung ausführlich vor. Der Effekt verstärkt sich bei den nachfolgenden vier Übungen.

Vorbereitung: Wer kalte Füße hat, kann dicke Socken anziehen und sich zudecken. Legen Sie sich bequem hin, die Arme ruhen neben dem Körper. Die Augen sind geschlossen.

Ruheformel: Konzentrieren Sie sich auf den Satz »Ich bin ganz ruhig«, indem Sie die Worte innerlich ganz langsam aussprechen. Dreimal wiederholen.

Schwereübung: Sagen Sie sich – jeweils sechsmal – die Sätze: »Mein rechter Arm ist ganz schwer« (Linkshänder beginnen mit links), »Mein linker Arm ist ganz schwer«, »Mein rechtes Bein ist ganz schwer« und »Mein linkes Bein ist ganz schwer«. Abschließend können Sie zusammenfassen: »Arme und Beine ganz schwer.«

Ruheformel: siehe oben.

Wärmeübung: Denken Sie – jeweils sechsmal – an den Satz: »Mein rechter Arm ist ganz warm.« Sie können sich auch auf »strömend warm« konzentrieren. Sie spüren bald, wie sich die Wärme von der Hand oder vom Ellbogen ausgehend über den rechten Arm ausbreitet. Es folgen die Formeln für den linken Arm, das rechte und das linke Bein. Die Wärme strömt durch den ganzen Körper. Die Kurzformel lautet: »Arme und Beine ganz warm.«

Zum **Abschluss** denken Sie noch dreimal an die Ruheformel und beenden das Autogene Training mit der Rücknahme: Ballen Sie die Hände zu Fäusten, ziehen Sie die Arme mit einem Schwung an den Körper heran und atmen Sie tief ein und aus. Sagen Sie zu sich selbst: »Augen auf« und befolgen Sie den Selbstbefehl. Wenn Sie nach der Übung einschlafen wollen, lassen Sie die Rücknahme weg.

Wichtig: Beim Autogenen Training suggerieren Sie Ihrem Körper, dass Ihre Arme und Beine bereits ganz schwer bzw. warm sind. Denken Sie deshalb nicht, dass die Glieder schwer werden.
Verneinungen wie »Die Arme sind nicht mehr kalt« oder »Ich friere nicht mehr« würde der Körper falsch verstehen. Die Formulierung »Arme und Beine sind ganz warm« also konsequent beibehalten!

Wussten Sie schon?

Der britische Nordpol-Schwimmer Lewis Pugh kann seine Körpertemperatur innerhalb von 15 Minuten von 37 auf 38,4 °C erhöhen, ohne auch nur den kleinen Finger zu bewegen. Um eine solche Hitze zu produzieren, bräuchte man eigentlich 30 Minuten Muskeltraining. Aber auch die Konzentration macht's möglich.

41 Wohlige Wärme durch Muskelrelaxation

»You must relax« (Du musst dich entspannen) – so lautete 1934 der Titel eines Buchs von Edmund Jacobson. Der amerikanische Arzt hatte herausgefunden, dass die Entspannung der Muskeln die Aktivität des Zentralen Nervensystems herabsetzt. Die nach ihm benannte Progressive Muskelrelaxation hat aber auch noch einen anderen positiven Effekt: Bei den Übungen wird Ihnen warm.

Ablauf: Sie spannen nacheinander einzelne Muskeln kurz an. Dann lassen Sie wieder los und spüren nach, was sich verändert hat.

Vorbereitung: Sie können warme Socken anziehen und sich zudecken. Legen Sie sich auf den Rücken, die Arme liegen seitlich am Körper – und zwar auf der Decke. Die Handflächen zeigen nach unten. Im Sitzen müssen Sie vom Schreibtisch abrücken, damit Sie die Unterarme leicht anwinkeln können. Atmen Sie ruhig ein und aus. Die Übung erfolgt in sieben Schritten:

1. Ballen Sie die Finger der rechten Hand zur Faust, winkeln Sie den rechten Unterarm etwas an und halten Sie die Spannung zwei Atemzüge lang. Lösen Sie die Faust und legen Sie den Arm wieder neben dem Körper ab. Spüren Sie nach, was sich verändert hat.
2. Wiederholen Sie die Übung mit der linken Hand. Beobachten Sie, wie entspannt und warm Hände und Arme jetzt sind.
3. Spannen Sie alle Muskeln im Gesicht an, indem Sie eine Grimasse ziehen: Runzeln Sie die Stirn, kneifen Sie die Augen zusammen, rümpfen Sie die

Nase, beißen Sie die Zähne fest zusammen und öffnen Sie den Mund zur vollen Breite. Bleiben Sie in dieser Spannung zwei Atemzüge lang. Wenn Sie die Muskeln wieder locker lassen, spüren Sie, wie entspannt, glatt und warm Ihr Gesicht wird.

4. Schieben Sie das Kinn zur Brust, ziehen Sie die Schultern hoch und spüren Sie die Spannung im Oberkörper. Nach zwei Atemzügen lockern Sie die Muskeln wieder und kommen in die Ausgangsposition zurück. Hals, Nacken und Schultern fühlen sich jetzt warm und entspannt an.
5. Ziehen Sie die Schultern kräftig nach hinten und unten, spannen Sie den Bauch an, und kneifen Sie die Gesäßmuskeln zusammen. Nach zwei Atemzügen spüren Sie nach, was sich verändert hat.
6. Konzentrieren Sie sich auf den rechten Fuß und vergleichen Sie Ihre Empfindungen damit, was Sie im linken Fuß spüren. Gibt es Unterschiede zwischen rechtem und linkem Bein? Spannen Sie die Muskeln im rechten Oberschenkel an, strecken Sie die Zehen, drücken Sie den Fuß leicht nach unten. Lösen Sie diese Spannung nach zwei Atemzügen. Wie fühlt sich das rechte Bein jetzt an?
7. Wiederholen Sie die Übung mit dem linken Bein. Ihr ganzer Körper sollte jetzt entspannt und warm sein.

Rückweg: Legen Sie die Hände auf den Bauch und atmen Sie ruhig ein und aus. Gehen Sie in Gedanken vom Ende bis zum Anfang zurück: Was spüren Sie in den Beinen, am Po, am Rücken und an den Schultern, im Gesicht und in den Armen?

Abschluss: Wenn Sie am Tage üben, beenden Sie das Programm, indem Sie zu sich selbst sagen: »Arme und

Beine sind ganz warm. Ich bin jetzt wieder frisch und munter.« Wenn Sie einschlafen wollen, benutzen Sie die Formulierung: »Arme und Beine sind ganz warm. Ich bin völlig entspannt und schlafe jetzt ganz ruhig.«

42 Yoga: Starten Sie mit dem Sonnengruß in den Tag!

Sie können Ihren Körper auch mit langsamen, meditativen Bewegungen auf Trab bringen. Beim Yoga trainieren Sie Ausdauer, Kraft, Beweglichkeit und Koordination. Gehen Sie bei mehreren Schulen zur Schnupperstunde, um herauszufinden, welche Methode Ihnen am besten gefällt.

Den **Sonnengruß** können Sie jeden Morgen bei offenem Fenster üben – so sammeln und verteilen Sie die Energie im Körper.

Ablauf: Die Yogaübung besteht aus zwölf Stellungen, die Sie passend zum Ein- und Ausatmen nacheinander einnehmen. Der Zyklus umfasst zwei Durchgänge:

1. Die Füße dicht nebeneinanderstellen und aufrecht stehen. Die Handflächen vor der Brust wie zum Gebet aneinanderlegen. Schultern fallen lassen und ausatmen.
2. Beim Einatmen die gestreckten Arme über den Kopf nach hinten strecken. Becken nach vorn schieben und den Spannungsbogen halten, nach oben schauen und die Position halten.
3. Beim Ausatmen mit geradem Rücken nach vorn beugen, die Hände etwa schulterbreit auseinander

auf den Boden legen. Beine strecken oder Knie leicht anwinkeln.

4. Beim Einatmen das rechte Bein nach hinten strecken und in die Hocke gehen. Die Zehen sind aufgestellt, das rechte Knie und die Hände berühren den Boden.
5. Beim Ausatmen auch das linke Bein nach hinten nehmen, das Gesäß anheben, zu den Füßen schauen. Ihr Körper bildet ein umgekehrtes V.
6. Beim weiteren Ausatmen Knie zum Boden senken, Brust und Kopf knapp über dem Boden halten.
7. Beim Einatmen das Kinn nach vorn schieben und flach hinlegen, den Oberkörper anheben und mit den Armen abstützen.
8. Beim Ausatmen das Gesäß nach oben bis zum umgekehrten V strecken, die Fersen nach unten drücken, den Rücken strecken und zu den Füßen schauen.
9. Beim Einatmen den rechten Fuß so weit wie möglich nach vorn bringen. Fortgeschrittene stellen ihn zwischen die Hände.
10. Beim Ausatmen das linke Bein nach vorn bringen und den Fuß aufstellen. Das Gesäß dabei nach oben schieben, Beine möglichst gerade halten.
11. Beim Einatmen die Arme über den Kopf nach hinten strecken, das Becken nach vorn schieben, den Körper im Spannungsbogen halten.
12. Beim Ausatmen die Handflächen vor der Brust aneinanderlegen. Schultern fallen lassen und nachspüren.

Abschluss: Bleiben Sie einen Moment in der Ruhestellung und atmen Sie tief ein und aus, bevor Sie mit dem nächsten Durchgang beginnen. Bei der vierten Stellung strecken Sie dann spiegelbildlich das linke Bein nach hinten.

Wussten Sie schon?

Bikram-Yoga ist eine spezielle Form des Hatha-Yoga, die der Inder Bikram Choudhury entwickelte: Die Yogis absolvieren 26 körperliche Übungen (Asanas) bei 38 °C Raumtemperatur.

43 Den Dreifachen Erwärmer beim Qi-Gong stärken

Die Traditionelle Chinesische Medizin geht davon aus, dass der sogenannte Dreifache Erwärmer den Wärmehaushalt regelt. Er arbeitet auf drei Ebenen und verteilt die Lebensenergie Qi im Körper. Viele Frauen bilden zu wenig Energie im unteren und mittleren Erwärmer.
Beim Qi-Gong (sprich: tschigung) gibt es Übungen, um den Dreifachen Erwärmer zu stärken.

Basisübung: Beine nebeneinanderstellen, Arme seitlich anlegen, ein inneres Lächeln entstehen lassen. Das linke Bein schulterbreit nach links stellen, Knie leicht beugen. Arme langsam zur Seite anwinkeln, Handinnenflächen dabei nach hinten drehen. Die Hände vor den Bauch führen, bis sie einen Abstand von zehn Zentimeter zum Nabel haben. Den Atem im Unterbauch wahrnehmen.

Ablauf: Die Wärmeübung von 1 bis 4 fünfmal wiederholen.

1. Hände nach unten führen, die Handinnenflächen dabei nach oben drehen und die Finger verschränken.

2. Hände nach oben führen und vor dem Brustraum zum Körper drehen. Nach einer ganzen Drehung sind die Arme bis über den Kopf ausgestreckt, die Handinnenflächen zeigen nach oben. Den Körper dabei langsam strecken und schließlich auf die Handrücken schauen.
3. Den Kopf senken, nach vorn schauen und kurz verweilen. Stellen Sie sich vor, dass die Hände den Himmel halten und die Füße fest im Boden verwurzelt sind.
4. Die Finger lösen, die Arme leicht anwinkeln und im großen seitlichen Bogen nach unten führen, bis die Finger vor dem Unterbauch zueinander zeigen.

Abschlussübung: Die Hände zur Seite bewegen, bis sie auf Nabelhöhe sind. Die Handinnenflächen zeigen nach hinten, die Arme sind leicht angewinkelt. Die Handflächen drehen und auf den Unterbauch legen. Tief ein- und ausatmen und die Wärme spüren.

Der Münchner Qi-Gong-Lehrer Dokuho Meindl empfiehlt: »Sie können die Qi-Gong-Übung beenden, indem Sie die Hände vor der Brust kräftig aneinanderreiben und das Gesicht zweimal ausstreichen. Legen Sie die Hände danach wieder seitlich an die Oberschenkel und spüren Sie die Wärme im Körper.«

Wussten Sie schon?

Im **unteren Erwärmer** sammelt sich die vererbte Lebenskraft. Dieser Ebene sind die Organsysteme von Niere und Leber zugeordnet. Der untere Erwärmer ist zuständig für die Fortpflanzung, den Wasserhaushalt und die Ausscheidung.

Im **mittleren Erwärmer** wird das Nahrungs-Qi hergestellt, ihm sind die Organsysteme von Magen, Milz, Gallenblase, Leber und Dünndarm zugeordnet. Die Aufgabe dieses »Brennofens«: Nahrung und Flüssigkeiten verdauen und zu lebenswichtigen Substanzen wie Qi und Blut aufbereiten.

Im **oberen Erwärmer** entsteht das Atmungs-Qi. Zugeordnet sind ihm die Organsysteme von Lunge und Herz. Wirkung: Körper durchbluten und Abwehrkräfte bilden.

44 Schattenboxen weckt die Lebensgeister

Tai-Chi gehört – wie Qi-Gong – zur traditionellen chinesischen Bewegungskunst. Die langsamen und fließenden Bewegungen basieren auf philosophischen Vorstellungen, wie Körper und Kosmos miteinander in Verbindung stehen.

Beim Tai-Chi stehen Sie aufrecht und bewegen sich etwa 20 Minuten lang wie ein Schattenboxer. Auf die Basisübung (»Die Erde«) folgen aufbauende Techniken (»Der Himmel«), im dritten Teil geht es um eine Kombination der beiden vorangegangenen (»Der Mensch«).

Alles nur eine reine Kopfsache?

Beim Wärme- und Kälteempfinden spielt der Einfluss unserer Psyche eine größere Rolle, als viele Menschen glauben. Denn wie wir das Frösteln, Bibbern und Schlottern bewerten, können wir weitgehend selbst entscheiden.

Machen Sie mal eine kleine Umfrage: Sie werden sehen, dass Frauen Kälte und Frieren eher als einen Dauerzustand beschreiben, während sich Männer darüber nur selten den Kopf zerbrechen. Ein Gentleman sagt lediglich, dass es draußen »ziemlich frisch« sei, und einem coolen Cowboy ist es lediglich »etwas kühl«. Nehmen Sie sich ein Beispiel an vielen Männern, die das Wort »frieren« für sich selbst gar nicht erst benutzen. Vielleicht ist ja auch alles nur eine Frage der Perspektive?

45 Positiv denken – probieren Sie es aus!

Sicherlich kennen Sie das: ER schlummert nackt oder nur mit T-Shirt und Unterhose bekleidet sofort ein, während SIE sich bis oben hin einmümmelt und trotz Bettsocken und Wärmflasche immer noch kalte Füße hat – und vor lauter Kälte gar nicht erst einschlafen kann. ER reißt das Fenster auf oder dreht die Heizung herunter, SIE hingegen würde sich am liebsten das Fell über die Ohren ziehen und sich hinter dem Ofen verkriechen. ER schlägt einen Skiurlaub vor, SIE wünscht sich jedoch eine Reise in den sonnigen Süden.
Wer die Dinge positiv sieht, kann die fröstelnden Frauen wirklich nur beneiden: SIE kann jederzeit kompetent übers Wetter plaudern. SIE hat zig Gründe, um shoppen zu gehen. SIE spürt beim Frieren ganz viel Energie und Lebendigkeit in ihrem Körper. Und SIE freut sich immer wieder darüber, wenn der Kälteschmerz in der wohligen Wärme endlich nachlässt. Davon kann ER nämlich nur träumen.

Heiße Tipps für Kavaliere

- ER beschenkt SIE mit Wollsocken und Cashmere-Pullis.
- ER achtet darauf, dass Toilette, Bad und Schlafzimmer vor dem Zubettgehen schön warm sind.
- ER wärmt das Bett mit einer Wärmflasche bzw. einem Körnerkissen vor oder schafft gleich ein Wasserbett an.
- ER ist großzügig und übernimmt die Heizkosten.
- ER massiert SIE nach Feierabend mit angewärmtem Öl.

- ER lädt SIE zum regelmäßigen Saunen und zum Tanzkursus ein.
- ER bucht einen Urlaub im sonnigen Süden.
- ER kauft ein Auto mit beheizbaren Sitzen und macht ihr gegenüber niemals, wirklich niemals Witze über das Mösen-Stövchen.

Wenn es kalt ist, schließe ich meinen Pseudo-Kamin ans Stromnetz an. Die züngelnden Flammenbilder erinnern an ein echtes Feuer. Das sieht lustig aus, und ich bilde mir ein, dass mir warm wird. Hitze erzeugt das Gerät aber definitiv nicht.
Katrin Dicke

46 Warme Gedanken durch Musik, Bücher und Bilder

Auch die Psyche spielt mit:

- Hören Sie Lieder wie »Sunny«, »Summertime« und »The Heat Is On« oder schmökern Sie in Romanen wie »Jenseits von Afrika«, »Brasilien«, »Traumfänger« und »Haifischfrauen«.
- Auch Fotobände über südliche Gefilde lassen es Ihnen ganz warm ums Herz werden. Wer mag, legt sich einen Bildschirmschoner oder eine Fototapete zu, die an einen Urlaub unter Palmen oder ein flackerndes Kaminfeuer erinnern.
- Lesen Sie über den »Eis-Lauf« von Tom Ockers oder über die »Eismeerschwimmerin« Lynne Cox, die 25 Minuten in der Antarktis schwamm und am Ufer Pinguine antraf.

- Schauen Sie sich Videofilme an, bei denen Sie Feuer fangen: »Buena Vista Social Club«, »Out of Rosenheim« und »Die Feuerzangenbowle« sind wärmstens zu empfehlen.

Heißer Tipp für eiskalte Naturen

Rote Pullis wärmen besser als blaue – davon ist die Imageberaterin Sabine Schwind von Egelstein überzeugt, denn Farben haben verschiedene Wellenlängen. Das Auge wandelt das einfallende Licht in Nervenimpulse um und leitet sie an das Gehirn weiter, wo sie Empfindungen auslösen. So wirkt rotes Licht anregend und blaues beruhigend. Probieren Sie es aus!

47 Hitzige Debatten können richtig einheizen

Wer sich allein und ausgeschlossen fühlt, empfindet die Temperatur im Raum besonders niedrig und wünscht sich eher ein warmes Getränk – im Gegensatz zu jemandem, der sich anerkannt und geliebt fühlt. Zu diesem Ergebnis kommt eine Studie der Uni Toronto.
Die Testpersonen nahmen an zwei Versuchen teil: Zunächst sollten sie sich an ein Erlebnis erinnern, bei dem sie sich einsam vorkamen – die Vergleichsgruppe sollte hingegen an fröhliche Stunden mit Freunden denken. Auf die anschließende Frage, welche Temperatur im Raum herrsche, schwankten die Antworten zwischen 12 und 40 °C. Die Probanden, die Einsamkeitsgefühle erlebten, nannten die niedrigsten Werte.

Beim zweiten Test nahmen die Studenten an einem Ballspiel auf dem Bildschirm teil. Dabei war das Programm so eingestellt, dass die einen den Ball nie in die Finger bekamen, die anderen aber immer wieder von den Mitspielern ins Spiel integriert wurden. Nach einiger Zeit durften die Probanden zwischen heißem Kaffee, einer heißen Suppe, Keksen, Softdrinks und Äpfeln wählen. Das Ergebnis: Die frustriert-einsamen Spieler entschieden sich weit mehr für die warmen Lebensmittel als ihre beliebten Kollegen.
Es ist also kein Wunder, dass wir über soziale Kälte, eiskalte Reaktionen, eine frostige Stimmung oder hitzige Debatten sprechen. Studienleiter Chen-Bo Zhong geht noch einen Schritt weiter und überlegt nun, ob eine Wärmebehandlung – ähnlich der Lichttherapie – für einsame oder traurige Menschen hilfreich sein könnte, um deren Stimmung zu heben.

> Bei Kälte ziehen sich Körper und Seele zusammen.
> *Richard David Precht, Publizist*

Wussten Sie schon?

Bei schönem Wetter steigen die Kurse an der Wall Street deutlich, denn dann glauben die Börsianer eher an ihren Erfolg und investieren vermehrt in Aktien. Auch die sogenannte Geld-Brief-Spanne ist bei blauem Himmel und Sonnenschein kleiner als bei miesem Wetter, so dass sich die Chancen auf eine höhere Rendite verbessern. Zu diesen Ergebnissen kamen drei amerikanische Studien. Für Frankfurt bestätigt auch der Bankenexperte Prof. Dr. Dirk Schiereck, dass Sonne und Regen die Geld-

Brief-Spanne beeinflussen. Auf die Kurse an der deutschen Börse wirkt sich das schöne Wetter aber nicht positiv aus. Dann vertreiben sich die Anleger die Zeit wohl lieber mit anderen Dingen als mit dem Aktienhandel.

48 Treten Sie öfter mal ins Fettnäpfchen!

Wenn etwas so richtig peinlich ist, steigt uns die Schamesröte sofort ins Gesicht, und die wohlige Wärme breitet sich im ganzen Körper aus – ein Effekt, den Frostbeulen eigentlich als angenehm empfinden sollten. Das Fettnäpfchen gab es früher tatsächlich: Es stand in der Nähe des Ofens, um die Schuhcreme darin weich zu halten. Wer versehentlich ins Fettnäpfchen trat, bekam Ärger mit der Frau des Hauses, weil die wertvolle Schuhwichse dann vergossen war.

> Der Franzel hinterm Ofen freut sich der Wärme umso mehr, wenn er sieht, wie sich draußen der Hansel in die rötlichen Hände pustet.
> *Wilhelm Busch*

Wussten Sie schon?

Für das Schimpfwort »Warmduscher« verklagte der Deutsche Fußballbund den Dampfplauderer Harald Schmidt 1998 erfolgreich. Im Internet sind jedoch immer noch Leute unterwegs, die nicht ganz so coole Jungs als Heiße-Milch-mit-Honig-Trinker, Heizdecken-Lieger oder Vorzelt-Heizer bezeichnen.

49 Wer viel lacht, stört sich weniger an kalten Händen

Das Lachen lässt vergessen, dass kalte Finger richtig weh tun können – das ergab eine Studie der Universität Zürich. Professor Dr. Willibald Ruch und sein Psychologenteam forderten die Testpersonen auf, die nichtdominante Hand so lange wie möglich in eine Schale mit Eiswasser zu halten. Die einen saßen während des Versuchs nur so da, die anderen schauten sich einen Videofilm mit Mr. Bean an.
Das Ergebnis: Wer oft lächelt, hält die Kälteschmerzen fast doppelt so lang aus – nämlich 45 statt 25 Minuten.

> Das Lachen ist die Sonne, die aus dem menschlichen Antlitz den Winter vertreibt.
> *Victor Hugo, französischer Schriftsteller*

Wussten Sie schon?

Wem so richtig arg kalt ist, der ist »bis auf die Knochen durchgefroren« – auch auf Englisch gibt es Ausdrücke wie »chilled to the bone« (gekühlt bis zum Knochen) und »frozen to the marrow« (gefroren bis zum Knochenmark).
Der Münchner Orthopäde Prof. Dr. Christoph A. Lill erklärt, dass sich bei zunehmender Kälte die Gelenke schlechter bewegen lassen und Sehnen und Muskeln steifer werden. Zur Bewegungsstarre kommt hinzu, dass die im Knochen eingelagerten Substanzen – Blut, Fett und Wasser – tatsächlich in kristalline Strukturen umgewandelt werden. In früheren Zeiten haben die Menschen also mit der Redewendung etwas übertrie-

ben – denn wenn alle Knochen samt Knochenmark gefroren sind, ist man längst tot.
Dass die Psyche beim Frieren mitspielt, zeigt eine andere Formulierung, die in vielen Gänsehautkrimis auftaucht: »Die Angst ließ ihm das Blut in den Adern gefrieren.« Forscher an der Universität Bonn bestätigten für Angstpatienten einen Zusammenhang mit dem Gerinnungssystem des Blutes: Bei besonders ängstlichen Menschen funktioniert es nicht einwandfrei, so dass sich ein Blutpfropf in den Arterien bilden kann, der sich von allein nicht auflöst – und das wiederum kann zu einem Herzinfarkt führen.

Heißer Tipp für fröstelnde Wetterfrösche

»Ich freue mich, wenn es regnet. Denn wenn ich mich nicht freue, regnet es auch!« – so lautete das Lebensmotto des Münchner Komikers und Kabarettisten Karl Valentin (1882–1948). In Anlehnung daran können sich Frostbeulen folgendes Leitbild zu Herzen nehmen: »Ich freue mich, obwohl ich friere. Denn wenn ich mich nicht freue, friere ich noch mehr.«

50 Warme Hände sorgen für ein warmes Herz

Wer eine Tasse mit heißem Kaffee in der Hand hält, beurteilt sein Gegenüber milder und großzügiger als jemand, der zuvor einen Becher mit Eiskaffee angefasst hat. Eine Person als »warmherzig« oder »kühl« zu beschreiben kommt also nicht von ungefähr. Das fanden

amerikanische Forscher in einem Experiment heraus, über das sie 2009 in der angesehenen Fachzeitschrift »Science« berichteten.
An der Studie nahmen 41 Frauen teil, die einen zweistufigen Test absolvierten: Zuerst sollten sie wiederholen, an welche Eigenschaften einer Person sie sich erinnern können – die Probandinnen mit warmen Händen schätzten sie als liebevoller und gutmütiger ein als diejenigen mit kalten Händen. Im zweiten Schritt konnten die Frauen zwischen einem Geschenk für einen Freund oder für sich selbst wählen. Das Ergebnis: Die meisten Testpersonen mit warmen Händen wollten andere Menschen beglücken, die Probandinnen mit kalten Händen dachten eher an sich selbst.

> Es ist eine der vornehmsten Aufgaben des Mannes, einer Frau die Füße zu wärmen und sie damit glücklich zu machen.
> *»Die Leber wächst mit ihren Aufgaben« von Dr. Eckart von Hirschhausen, Arzt, Kabarettist, Bestsellerautor*

Der Psychologe Lawrence Williams vermutet, dass die so genannte Insula in der Großhirnrinde beim Empfinden der Körpertemperatur und beim Erkennen von vertrauenerweckenden Eigenschaften eine Rolle spielt. Dass es einen organischen Zusammenhang gibt, hatte 1958 schon der amerikanische Primatenforscher Harry Harlow bei seinem berühmten Experiment mit Makaken-Äffchen nachgewiesen: Die Tierbabys schmusten mit der warmen Plüsch-Ersatzmutter und ließen die kalte, milchspendende Drahtmutter links liegen.
John Bargh, der als Marketing-Experte an der aktuellen

Science-Studie beteiligt war, zieht seine ganz eigenen Schlüsse aus dem Kaffeetassenexperiment: Da sich die Menschen der Zusammenhänge nicht bewusst sind, denkt er laut über gewisse »Manipulationen« von potenziellen Kunden nach. Beispiele:

- Das Händeschütteln zu Beginn eines Meetings hat auch den Zweck, Wärme weiterzugeben.
- Bedienungen im Restaurant erhalten mehr Trinkgeld, wenn sie die Gäste zwischendurch kurz berühren.
- Marketingaktionen in der kalten Jahreszeit haben mehr Erfolg, wenn die Passanten zuvor etwas Warmes geschenkt bekommen.

Danksagung der Autorin
Dieses Buch ist der zweite Wurf zum Thema »Nie wieder frieren«. Für die neuen Ideen, Tipps und Anekdoten möchte ich mich bei allen Freundinnen, Bekannten und Experten herzlich bedanken. Ein ganz besonderes Dankeschön geht an: Sabine Patzek für die medizinische Beratung, Ellen Kreipe für das schöne Webdesign von www.bibberdi-bibber.de, Stephanie Stadtaus für die vielen tollen Fitnesstipps, Gunter Schäfer, der mir immer so schön Herz & Seele wärmt – und die kalten Füße sowieso!

Liebe Leserin, lieber Leser,
hat Ihnen dieses Buch weitergeholfen? Für Anregungen, Kritik, aber auch für Lob sind wir offen. So können wir in Zukunft noch besser auf Ihre Wünsche eingehen. Schreiben Sie uns, denn Ihre Meinung zählt!
Ihr TRIAS Verlag

E-Mail Leserservice:
heike.schmid@medizinverlage.de

Adresse:
Lektorat TRIAS Verlag, Postfach 300504, 70445 Stuttgart
Fax: 0711 - 8931 - 748

Bibliografische Information der Deutschen Nationalbibliothek
Die Deutsche Nationalbibliothek verzeichnet diese Publikation in der Deutschen Nationalbibliografie; detaillierte bibliografische Daten sind im Internet über http://dnb.d-nb.de abrufbar.

Programmplanung: Franz Leipold
Redaktion: Helene Weinold, Altenmünster
Umschlaggestaltung: griesbeckdesign, München
Umschlagfoto: Gettyimages/Westend61
Layout: Veronika Preisler

Oswald-Hesse-Straße 50, 70469 Stuttgart

Printed in Germany
Satz: Daniela Schulz, Stockdorf
gesetzt in: Adobe InDesign CS3
Druck: Offizin Andersen Nexö Leipzig GmbH, Zwenkau
Gedruckt auf chlorfrei gebleichtem Papier

ISBN 978-3-8304-3689-8
1 2 3 4 5 6

Wichtiger Hinweis: Wie jede Wissenschaft ist die Medizin ständigen Entwicklungen unterworfen. Forschung und klinische Erfahrung erweitern unsere Erkenntnisse, insbesondere was Behandlung und medikamentöse Therapie anbelangt.

Die Ratschläge und Empfehlungen dieses Buches wurden von Autorin und Verlag nach bestem Wissen und Gewissen erarbeitet und sorgfältig geprüft. Dennoch kann eine Garantie nicht übernommen werden. Eine Haftung der Autorin, des Verlages oder seiner Beauftragten für Personen-, Sach- oder Vermögensschäden ist ausgeschlossen.
Geschützte Warennamen (Warenzeichen) werden nicht besonders kenntlich gemacht. Aus dem Fehlen eines solchen Hinweises kann also nicht geschlossen werden, dass es sich um einen freien Warennamen handelt.